T0270305

Subir al Everest con tacones

Electa Navarrete

VERGARA

Papel certificado por el Forest Stewardship Council®

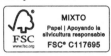

Penguin
Random House
Grupo Editorial

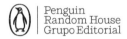

Primera edición: septiembre de 2024

© 2024, Electa Navarrete
© 2024, Penguin Random House Grupo Editorial, S. A. U.
Travessera de Gràcia, 47-49. 08021 Barcelona
Imagen de la p. 225: Ala Sharahlazava / Shutterstock

Printed in Spain – Impreso en España

ISBN: 978-84-19820-37-2
Depósito legal: B-11.298-2024

Compuesto en Llibresimes, S. L.

Impreso en Romanyà Valls, S. A.
Capellades (Barcelona)

VE 2 0 3 7 2

Dedicado a mi madre. Mi gran maestra.
He descubierto que al fin y al cabo somos la misma, bajo un
diferente prisma de vida

ÍNDICE

PRÓLOGO

Electa te habla de tú, aunque lo haga de usted. En este libro también lo hace, de una manera sincera y directa que la representa. De eso se trata en realidad y a eso ha dedicado gran parte de su vida, a encontrar la manera de ser quien es, dispuesta a derribar mientras avanza las barreras que encuentre en el camino. Siempre con una finalidad muy clara: liberar el talento, desprenderse de los miedos para poder SER, con mayúsculas. «Conócete a ti mismo», decían los ancianos maestros de Delfos. Y ella se lo ha tomado al pie de la letra.

Cuanto más conozco el ámbito corporativo, más convencida estoy de que detrás de las instituciones o las empresas hay personas de carne y hueso que son quienes, al final, marcan la diferencia. En ese sentido, todos somos mucho más de lo que un curriculum vitae puede reflejar y por eso un libro como este, tan personal, es una oportunidad de oro para conocer a la persona detrás de un caso de éxito profesional.

Electa Navarrete y yo nos conocimos en un café con

una amiga común que le había pedido consejos de nutrición. Lo que más me llamó la atención fue la franqueza de su mirada y la honestidad de sus palabras. Es una mujer extrovertida y arrebatadora. Pero no se dejen engañar; mucho más cautivadora resulta su fuerza interior, su convicción y la serenidad con la que mira a su alrededor. Ella es capaz de transmitir una confianza sin fisuras. Y es que Electa posee esa suerte de energía vital invisible que pone en danza el alma de las personas porque conecta a través de la autenticidad. Resultado de aquel primer encuentro: mi amiga se puso en sus manos y yo me puse también a su disposición para escribirle este prólogo.

Ella cuenta que, en su caso, esa capacidad de aceptarse como es ha sido precisamente su mayor reto. Diría también que menos mal que ha sido capaz de lograr «ser ella misma», porque ese don de ser auténtica le ha permitido después acercarse a sus pacientes de una forma diferente, conectando de corazón a corazón, de manera directa y sin rodeos. Mirando a los ojos y ofreciendo soluciones que implican al otro en la responsabilidad de los cambios profundos. Ella nos habla de no buscar atajos, sino de emprender nuevos hábitos sostenidos en el tiempo. Nos habla de comprometerse, de abandonar al tiempo las máscaras que visten al personaje, o tal vez lo disfrazan, pero que el ser humano no necesita para ser su mejor versión. Como decía Salinas: «es que quiero sacar de TI tu mejor TÚ».

De forma gráfica, Electa nos cuenta una historia de vida en la que habrá momentos para avanzar tranquilos por el valle y otros en los que tocará sufrir la dureza en las cuestas arriba. Con apertura, la doctora —entregada ya a su tarea de ser escritora— nos cuenta sus vivencias con esa misma metáfora de alpinistas en altas montañas, siempre sobre unos tacones. Unos momentos y otros forman parte de la historia completa de la vida sin edulcorar.

Como decía al principio, ella te habla de tú y a ti, en segunda persona, en una conversación desde las honduras de ese trayecto que a veces se asimila a escalar el Everest con tacones. Todo ello hace que el testimonio que Electa ofrece con este libro resulte inspirador. Sus palabras, como apuntaba antes, son valientes, a veces incluso procaces, potentes las metáforas y fluida la prosa. Igual que su mirada despejada nos ofrece en estas páginas un ejercicio de honestidad que traspasa y que conecta.

Electa nos habla desde el corazón de la importancia de la cercanía, como fórmula mágica que pone a la persona en el centro de los proyectos de negocio y los humaniza. No puedo estar más de acuerdo con ella; escuchar, comunicar y humanizar la perspectiva de nuestras relaciones profesionales son habilidades cada vez más demandadas en nuestra sociedad y ya resultan imprescindibles en los nuevos modelos de liderazgo y gestión. A ella le ha ido fabulosamente bien, como mujer emprendedora, potenciar su lado humano, y os aseguro que es una perspectiva de la que cada vez se habla más en el mundo empresarial. Agua lleva cuando el río suena.

Espero, por tanto, que disfruten de este libro escrito a corazón abierto y que apunta a una estrategia vital que todos deberíamos atender: la comprensión de la realidad, en los negocios o en la vida, empieza por el interior y luego, con coherencia y buen hacer, esa sabiduría esencial se extiende después en todas las direcciones. Eso es válido para la mejora de la salud, que es a lo que Electa dedica todos sus desvelos profesionales, y para todos los ámbitos de nuestra vida.

En estas páginas encontrarán aventuras que les resultarán familiares, disfrutarán de una mirada personal sin tapujos y descubrirán a una mujer de carácter decidida a la conquista de sus sueños. Y apostaría que al término de su lectura no solo conocerán mejor a la persona y la profesional Electa Navarrete, también se conocerán mejor a ustedes mismos.

FÁTIMA BÁÑEZ GARCÍA

TACONES

Mi Everest personal

Todo está inventado. No hay nada nuevo. Está todo dicho. O, al menos, todo está escrito. Si esto es así, ¿por qué, entonces, he escrito yo este libro?

El libro que tienes en tus manos ha nacido de mis entrañas, en él está mi personalidad. Y, por eso mismo, tal vez queda aún mucho por escribir. La escritura es un viaje interior. Cada paso equivale a un capítulo, y cada capítulo da continuidad al anterior. En estas páginas encontrarás mis pensamientos tal como se presentan en mi cabeza: unas veces más estructurados que otras. Pero he intentado pausar mis pensamientos, pues al hablar suelo ser veloz y demasiado rápida. He intentado elegir las palabras adecuadas para expresar todo aquello que en mi mente se presentaba como una imagen, un recuerdo o una sensación. En definitiva, esto es lo que representa para mí este libro: la suma de recuerdos y de sensaciones que he acumulado a lo largo de mi vida.

Este libro me ha dado perspectiva. Me ha hecho pensar *outside the box*. Lo que quedaba encasillado dentro de mi ser se ha liberado. Escribirlo me ha hecho huraña y, a la vez, me ha despertado el anhelo de estar en compañía. Ha sido un viaje en el que sentía muy íntimamente lo que iba poniendo sobre el papel. Tuve que prepararme para estar en condiciones óptimas, tanto físicas como mentales porque con este libro he vivido una sensación similar a la que siente un alpinista al ascender a la montaña más alta: miedo, mucho miedo, hasta el punto de que al inicio paralizaba mi cuerpo. Tuve momentos de ansiedad que me cortaron la respiración; pensamientos incontrolables que influyeron en una peor calidad de mi sueño. En el último tramo me quedé sin oxígeno, no tenía fuerzas ni control sobre mi mente. Era como subir el Everest. Había llegado a la cumbre de mi Everest personal y no utilicé crampones ni piolet. Lo hice subida a unos tacones.

Si tuviera que explicar por qué viajar me apasiona tanto, no podría dar una única razón. Pero sí puedo explicar la razón del título del libro: *Subir al Everest con tacones*. Voy a contar lo que experimenté en las distintas fases durante el ascenso al campamento base. No me refiero solo al viaje físico, sino al personal, psicológico y espiritual que conlleva una empresa de este calibre. El Everest tiene un nombre que ya en sí mismo define su esencia: Diosa Madre del Mundo, he aquí su significado. Como tal, esta montaña brinda una experiencia única e irrepetible a quienes escalan miles de metros. La escalada entraña un riesgo enorme, eso es indiscutible, pero también ofrece un enriquecimiento incomparable: descubrimiento personal, paso a paso, y fuerza para construir cimientos sólidos. Del Everest se obtiene un consejo importante que ya hace miles de años obtenían los griegos en el templo de Apolo: «Conócete a ti mismo».

Subir mi Everest fue la aventura más apasionante de mi vida. Y no me refiero al riesgo de la escalada, que naturalmente es extremo. Me refiero al tesoro que descubrí durante el ascenso: a mí misma. Pero tuve que superar, paso a paso, el vértigo de la subida hacia lo desconocido.

Mientras subía, no imaginaba que sería mucho más difícil bajar que subir. Al subir, los tacones me daban impulso para seguir ascendiendo. Fue en el descenso cuando tomé conciencia de las consecuencias del viaje. Lo que iba encontrando a mi paso, a un lado y a otro del monte, me hizo plantearme si de verdad estaba preparada para seguir bajando. Pero no había vuelta atrás.

Mientras escribía este libro, rememoré mi camino vital paso a paso, campamento tras campamento. Mi viaje vital es el más importante de mi vida. Igual que hace un alpinista experto, cuando se prepara para el ascenso a la cima del Himalaya, yo tomé nota de todas las indicaciones. Preparé mi mente, mi espíritu, mi cuerpo. Fui consciente de mis debilidades aceptando cuáles eran, y así pude desarrollar mis fortalezas.

En el campamento base, durante la charla de preparación para subir a la montaña, el instructor te recuerda de manera insistente una frase. Es importante que la selles con fuego en tu mente, ya que tu vida depende de ello: «No te detengas cuando veas cadáveres. Sigue adelante. Los muertos te irán guiando. Los cadáveres a uno y otro lado del monte te indicarán que estás a punto de llegar. Que los muertos no te detengan».

Todos conocemos la expresión «dejar muertos en el camino». Es una metáfora en tu viaje vital, pero nunca creí que tuviera un significado real. Esa subida al Everest me confirmó que sí. En el ascenso, en el famoso glaciar Cascada de la Muerte, que se encuentra después del campamento base, si no tienes cuidado al andar, puedes caer por una de sus grietas y desaparecer. Allí comprendí que son reales los cadáveres en el camino, el esfuerzo extenuante y la fuerza infinita que tenemos las personas, aunque no seamos conscientes de ello.

¿Ves la similitud con tu camino vital? Las etapas de tu vida también están formadas por glaciares a través de los cuales es difícil caminar. Atrás dejas personas…, porque te restan energía. Las dejas atrás porque impiden que tú avances; si te detienes por ellas, te arrastran al vacío. Necesitas hacer un esfuerzo constante para superar momentos difíciles, pero, al final, descubres la capacidad que tienes para levantarte cuando ya pensabas que tus fuerzas te habían abandonado. Por eso, y por muchas razones, decidí subir mi propio Everest.

Con tacones. El principal objetivo de los tacones no es vernos más altas. Caminar correctamente sobre tacones implica apretar abdomen, contraer glúteos, encontrar tu *core*, tu centro de equilibrio, poner el pie delante del otro para fomentar el movimiento pendular de tus caderas. Cuando caminamos sobre tacones tenemos conciencia de todo el cuerpo. No se trata de cómo te vean los demás, sino de cómo te ves tú. Con los tacones, todo gira en torno a ti.

Mi obsesión con los zapatos empezó cuando yo era adolescente. Debido al tamaño de mis pies no encontraba calzado que me gustara, ¡y mucho menos con tacones! Por más que me resistía, tuve que aceptar la realidad y llevar unos zapatos que eran de lo más antiestético y que, además, me hacían los pies todavía más grandes... *Al menos, así los veía yo.* Había visto *Frankenstein*, de Boris Karloff, y te juro que veía mis pies reflejados en los del monstruo. Esa película de terror a mí me pareció un drama por la empatía que desarrollé hacia la criatura debido al tamaño de sus pies.

«Las mujeres altas no necesitan tacones». «No hay mujeres con ese número de pie».

Frases de este tipo empezaron a ser muy comunes en mi entorno. ¡Pues sí, yo calzo un número 44..., un 45 cuando me siento generosa! Soy mujer, mido 1,77 y no *necesito* tacones... Simplemente, me los *quiero poner*.

Al leer este libro entenderás lo importante que son los tacones en mi vida. Forman parte de mí. No son un simple recurso estético. Constituyen mi equilibrio y mi seguridad. En ellos se sustenta mi orgullo de ser mujer.

Amamos, construimos, hablamos, por la misma razón por la que escribimos: para que quede constancia de lo que nos importa. Me importas tú. Aquí dejo escrita gran parte de mi vida. Y estoy feliz de que me acompañes a lo largo de cada uno de estos capítulos.

Mi viaje vital

Toda aventura empieza con un viaje. Yo he viajado mucho, me apasiona descubrir lugares y formas distintas de vida. Disfruto viajando sola, la soledad me permite observar de un modo diferente los paisajes y sus gentes, y puedo reflexionar, eso me proporciona paz. La soledad me ayuda a conocerme mejor.

Con este libro quiero compartir contigo mi viaje vital. Empezaré recordando cómo era yo cuando vivía en República Dominicana y acabaré mostrándote cómo soy ahora. Durante todo este trayecto he aprendido a verme con la perspectiva del tiempo y de la distancia desde que salí de mi país rumbo a Madrid.

Madrid me resultó una ciudad fascinante, al tiempo que enigmática y sorprendente. Necesité tiempo y calma para asimilar la idea de que estaba en Madrid, con un clima y una luz diferentes a mi ciudad natal. También con gente distinta, un ritmo distinto, una forma de vivir distinta y un modo de hablar también distinto. Hablamos la misma lengua, naturalmente, pero en República Dominicana hablamos con otro acento. Y yo, además, hablo tan deprisa que a veces me como letras.

Pasé muchas horas recorriendo las calles de Madrid. Necesitaba hacer mía la ciudad que había elegido para empezar mi nueva vida, dejando atrás una infancia y adolescencia que no deseaba olvidar, pero sí filtrar a la luz de un nuevo presente y futuro. Paseé por el Parque del Retiro, me gustó la paz que sentí desde el principio. Al llegar al paseo del Prado, se puso a llover. No sabía dónde refugiarme para no acabar empapada, así que entré en el museo. Y allí encontré lo que necesitaba, no solamente un techo, sino mucho más. El Museo del Prado se convirtió en mi refugio y fuente de inspiración. Volví muchas veces durante mis primeros días en la capital. Más tarde me enteré de algo que me pareció entrañable: muchos extranjeros que llegan a Madrid entran en la pinacoteca no necesariamente porque quieran ver arte, sino porque entre sus muros perciben la calidez que se necesita cuando uno está fuera de su entorno habitual. Esto me pasó a mí también, aunque entonces yo no fuera consciente de ello. Recorrí sus numerosas salas, me impresionó la riqueza y variedad de las obras. Empecé a sentirme en casa. Me quedé fascinada con un cuadro, sin saber por qué. Al día siguiente volví, atraída por una especie de imán. En el pasillo central, cuando mis ojos se toparon con los de Baltasar, el rey negro, algo en mí cambió para siempre. La *Adoración de los Magos*, pintada por Rubens, me inspiró para escribir la historia de mi vida. Esta obra me trasladó a mi infancia y adolescencia. Contiene un halo de magia especial y personajes tan distintos como etapas conforman mi vida.

Llevo un tiempo asimilando qué puede ocurrir después de haber escrito este libro. Me surgen muchas preguntas, algunas aún sin respuesta. Pero sé que llegarán, no tengo prisa. Cuando necesito silencio, vuelvo al Museo del Prado, que es como mi segundo hogar.

Hace unos años el Prado organizó un itinerario a través de obras mitológicas. Llevaba por título: «Aprender a ser mortal. Aquiles en el Prado». De Aquiles yo sabía lo que todo el mundo sabe: que el talón era su punto débil. Nunca me había preguntado qué historia hay detrás hasta que hice ese recorrido a través de la mitología. Y la historia es fabulosa.

Resulta que su madre Tetis, que era una ninfa del mar, sumergió el cuerpo de Aquiles en la laguna Estigia cuando él era un bebé. Su intención era hacerle inmortal. Sin embargo, al sostenerlo por el tobillo el agua no tocó esa parte del pie, y Aquiles vivió siempre con la certeza de que una flecha en el talón podría causarle la muerte. Y así fue: en la guerra de Troya el príncipe Paris disparó una flecha envenenada que se clavó en el talón de Aquiles.

El título de aquella exposición me inspiró para escribir el relato de mi vida, no porque yo sea una heroína, sino porque esa historia de Aquiles me hizo pensar en cómo era yo de pequeña y en qué me he convertido ahora que soy una mujer adulta. *Aprender a ser mortal* admite muchas interpretaciones. También yo he tenido que aprender a saber cuáles son mis debilidades y mis fuerzas, a gestionar el sufrimiento en distintas etapas de la vida. Mi madre no es una ninfa del mar ni me sumergió en la laguna Estigia para hacerme inmortal. Todo lo contrario. Más bien me sujetó con fuerza para asegurarse de que al crecer no me hiciese demasiado fuerte. Cuando una mujer es fuerte aspira a ser independiente. Y esto, a veces, trae problemas con el entorno, que nos quiere seguir sujetando. ¿Por qué? Porque en nuestra fuerza ven su propia debilidad. A nadie le gusta mirarse en el espejo si la imagen que ve no es la deseada.

Esto es exactamente lo que yo hice, contemplarme en un espejo. No me gustaba lo que veía. La mujer que veía al otro lado no era yo. Ante esa revelación tenía dos opciones: romper el espejo y seguir como si nada, o armarme de valor y mirar hacia arriba. Es lo que hice: miré hacia la cumbre más alta. El Everest. Ahí estaba, en el Himalaya. Muy lejos, lo sé, pero tenía ante mí la oportunidad de mi vida. De modo que me puse los tacones y una mochila al hombro. La mochila pesaba, pero durante la subida quien la cargó fue el sherpa que me acompañaba. Sin embargo, el miedo tuve que gestionarlo yo sola. ¿Los tobillos? Claro que me los torcí, no una vez ni dos. Muchísimas más. Pero sabía que el reto merecía la pena. Me propuse subir a esa montaña sin renunciar a mi esencia, que son los tacones. Entendamos por tacones… lo que cada cual quiera entender. No podía siquiera imaginar cuántas cadenas tendría que romper durante tan difícil y escarpada subida.

Así empecé a escribir el primer capítulo, al que siguió otro, y luego otro y otro…, hasta convertirse en el libro que ahora tienes entre las manos. Como Aquiles, también yo vivo con la idea de que en mi cuerpo hay una parte débil que me hace vulnerable. Tardé muchos años en identificar cuál es esa parte y qué nombre tiene. Si me acompañas, sabrás a qué me refiero. Con ello quizá tú también aprendas a identificar qué parte de ti es vulnerable y quieras fortalecer.

Esta es la razón de este libro: fortalecerme como mujer, pero ante todo como persona. Solo así he podido anular un prejuicio que me tenía muy confundida, y es el siguiente: las mujeres nunca hemos sido el problema de los hombres, sino ellos mismos. El nuestro es ser quién de verdad queremos ser. ¡Las malditas cadenas...! Pensando que son otros quienes nos atan, no nos damos cuenta de que las cadenas están dentro de cada uno de nosotros.

Gracias a los tacones, lo entendí enseguida. Estaba harta de que me dijeran: «¿Por qué quieres llevar tacones con lo alta que eres...?», o: «No hay zapatos elegantes con el número que tú calzas...».

¿Que no hay zapatos de tacón del número cuarenta y cuatro? ¡Qué cojones! ¡Me planto en París y le pido a Valentino que haga zapatos para mí! Necesito tacones para estar en contacto con el suelo, necesito oír mis pasos cuando camino por la vida..., y a quien no le gusten los tacones, que se ponga zapatillas. Pero a mí, déjenme llevar tacones cuando me dé la gana.

Esta fue la energía que me transmitió Baltasar, el rey negro. Él no lleva tacones, pero sostiene entre las manos una cadena y, aunque yo entonces aún no lo sabía, me estaba diciendo algo importante.

En estas páginas encontrarás referencias a cuadros que están en el Museo del Prado. Toda mi vida estaré agradecida a esta casa del arte que es el Prado en Madrid, refugio y consuelo en mis momentos bajos, inspiración en los momentos oscuros. Siento el museo como si fuera mi segunda casa. Ante sus cuadros he encontrado respuesta a muchas preguntas. Cuando me miro en un espejo, intento no ver a una extraña al otro lado. A ello me ha ayudado este libro, cuya escritura he afrontado a corazón abierto.

En este libro me escucharás pensar en voz alta. Hablaré de mí contigo. Nos contaremos intimidades y terminaremos hablando de ti. De la persona que has descubierto en estas páginas y que está preparada para dejarse ver ante el mundo. Sin complejos.

Así es como te pido que lo leas: con el corazón y sin prejuicios. Sube conmigo al Everest, con... o sin tacones. Juntas romperemos cadenas.

También tú tienes tu Everest personal.

2

FORMACIÓN

Para ser una buena médico, dejé de ser médico

No es un juego de palabras. Es la conclusión a la que llegué tras muchos años ejerciendo mi profesión. Necesitaba quitarme máscaras, una a una, hasta saber quién era. Solo así podría ejercer con eficacia mi profesión. Porque antes que médico, soy persona. Si no sé quién soy, difícilmente podré ayudar a los demás.

Para llegar a esta conclusión fue necesario poner la casa patas arriba. Literalmente, patas arriba; tuve que derribar un edificio levantado sobre cimientos aparentemente sólidos. Y el edificio que me sostenía se cayó de repente. Tradiciones, creencias, tópicos incrustados en la educación del país donde nací y de la familia en la que crecí fueron derrumbándose a un ritmo vertiginoso. Como resultado, ante mí se abrió un precipicio. Tenía dos opciones: seguir adelante y superar el vértigo, o mirar atrás y convertirme en estatua de sal como la mujer de Lot. Dicho de otro modo, ¿estaba dispuesta a poner mi vida del revés y asumir las consecuencias?

Por el contenido de este capítulo sabrás qué opción elegí.

Sabrás también que lo que estás leyendo ha sido escrito con sinceridad. Porque esto es precisamente lo que significa sinceridad: mostrarse sin tapujos, sin remiendos, sin parches. Es decir, hablar de *ego*, que soy yo. Y aunque pueda parecer que hablar de uno mismo es fácil, te puedo asegurar que es lo más difícil que he hecho en mi vida.

El escalador británico George Leigh Mallory fue uno de los primeros alpinistas en intentar subir al monte Everest. Cuando preparaba su primera escalada, le preguntaron la razón por la cual iba a acometer a tal coloso, a lo que respondió: «¡¡Porque está ahí!!».

Los alpinistas interpretaron esta frase, y aún sigue siendo así, como sinónimo de voluntad y de fuerza. Durante mucho tiempo, también yo vi en ella una actitud heroica. Ahora, sin embargo, la interpreto de otra manera, la veo como un acto guiado por el ego. Y es que, efectivamente, esas palabras de Mallory expresan la necesidad de conquistar *porque sí*, por el mero hecho de satisfacer el ego personal. El Everest no es un monte; es una montaña. En femenino. Y en esta pequeña, pero importantísima diferenciación, no dejo de ver un símil entre el deseo de los primeros escaladores por conquistar tal fémina que, por ser quien es, se hace inalcanzable. El sentimiento exacerbado del ego impulsa a algunos escaladores a llegar a la cima de la montaña porque ansían *poseerla*, por el mero hecho de que nadie ha logrado hacerlo. Y emprenden el ascenso sin haberse molestado en saber quién y cómo es la Diosa Madre del Mundo, llamada Everest. La escalan sin saber nada sobre ella, sin sentir respeto ni amor hacia su objetivo, que se reduce simplemente al deseo de hacerla suya.

Lo que hacemos porque nos lo dicta nuestro ego, que es una voluntad personal e individual, lo hacemos porque en ello está nuestro derecho inalienable. Y no permite interferencias de nadie. Por eso es tan difícil hablar del ego en el sentido más puro de la palabra.

En la frase de Mallory que he mencionado antes no percibo una voluntad de aprendizaje o sentimiento de humanidad y de respeto, sino la necesidad de agregar un *check* a la lista de proezas y *primeras veces* que el ser humano necesita para sentir que vale ante sí mismo y ante los demás. Esto tiene como consecuencia la errónea percepción de considerarse superior a los demás.

Sirva todo esto como introducción a este capítulo, que gira en torno al ego. Es decir, hablaré de mí. De mis ganas de abrazar la cumbre de mi Everest, *porque está ahí*. Porque quiero que me vean conquistarla. Sí, así de rotundo. Quiero tener público, porque… si nadie me ve, tendré la sensación de que no ha sucedido.

Mallory desapareció cuando estaba muy cerca de la cumbre del Everest. No llegó a la cima. Yo también me perdí. Mi ser desapareció al tratar de ascender sin el equipo adecuado. Me dejé guiar por mi chulería, mi cabezonería y mis inseguridades. No respeté el camino que iba a realizar. Tampoco escuché mi voz que me advertía del peligro. Las ganas de obtener prestigio a través de la valoración de los demás me cegaron de tal manera que mi camino se desdibujó. No supe hacia dónde me dirigía. A punto estuve de caer al vacío. Y el vacío, en este caso, es el olvido absoluto: olvidar quién soy.

Pero esa fase la superé. Ahora, por fin, creo haber conseguido abrazar la cima de mi conocimiento personal. Tras un profundo análisis de cuál ha sido mi entorno y de las circunstancias que me han hecho ser la persona que soy, estoy en condiciones de hablar de mí. Porque he logrado verme no solo a mí, sino también a quienes me rodeaban. A esto lo llaman catarsis, o, lo que es lo mismo, desenmascarar la imagen que nos devuelve el espejo y reconocer con valentía que ya no refleja tu verdadero yo.

Esto me exigió quitar máscaras una a una hasta llegar a la máscara final de la que nadie puede desprenderse. Nos guste o no, todos llevamos una máscara que nos viene de fábrica y se pega a nosotros en el momento de nacer. En ese momento empezamos a ser personas. *Persona* significa «máscara», y cada cual convive con la suya. Pero de nosotros depende soportar la que es nuestra y solamente nuestra, sin añadir otras que nos va imponiendo la vida, ya sea por el entorno, la familia, los amigos o la pareja.

De niña leí un cuento titulado «El hombre de arena». Recuerdo el terror que sentía cada noche antes de dormir porque oía los pasos del hombre que subía las escaleras hacia mi dormitorio. Era un ruido pesado, lento, tenebroso. El hombre iba cargado con un saco de arena que me lanzaría sobre los párpados que, con el peso, se cerrarían y me quedaría dormida. Pero antes de cerrarlos, los ojos se me llenarían de sangre. ¡Qué miedo me daba! Estos cuentos infantiles van dibujando, poco a poco, la sombra del miedo y la inseguridad en lo más profundo de nuestro ser. Sin darnos cuenta alimentamos una dependencia de otra persona que nos ayude a no sentir miedo antes de dormir. En realidad, no existe tal hombre de arena; pero cuando somos pequeños no razonamos sobre nuestras fobias. Simplemente, lo experimentamos profundamente. «No hay ningún hombre de arena —me decía mi padre—, pero debes irte a dormir si no quieres que los ojos se te llenen de sangre».

Así empieza todo. Los temores de otros van entrando en ti a través de cuentos, historias y relatos que nos ayudan a entender el mundo. Durante la infancia, los adultos deciden por nosotros. Lo que leemos, vemos y hacemos es el fruto de la elección de quienes están en nuestro entorno más cercano. Lo que decimos también es controlado por el círculo al que pertenecemos. Lentamente vamos siendo moldeados, igual que un escultor esculpe su obra a golpe de cincel. En el fondo, somos producto de la voluntad de nuestros familiares, que velan por nuestro bienestar. No hay duda sobre ello, están convencidos de que nos protegen, pero van añadiendo sus propias máscaras a la nuestra, que aún es frágil y vulnerable. Sin apenas darnos cuenta, llega un momento en el que hemos de preguntarnos si nos gusta la obra en la que nos hemos convertido o si, por el contrario, vamos a deconstruirla capa a capa, golpe a golpe.

Entonces empieza el vía crucis de esta puñetera vida. Cumplimos años..., treinta, cuarenta, cincuenta (ya llegarán los cincuenta), y no reconocemos a esa persona que intenta decirnos algo desde el otro lado del espejo: «¿Quién eres?».

SOY ELECTA NAVARRETE, DOCTORA EN MEDICINA Y CIRUGÍA ESTÉTICA

En mi trabajo diario, estética y nutrición van de la mano. Como médico, lo primero que aprendí fue qué significa ser médico. Curar. Lo dice su etimología, ni más ni menos. La curación de un paciente es la suma de varios factores: cercanía física, calidez emocional y, a veces, espiritual. Quizá te preguntes qué tiene que ver la curación con la estética. Curar a un paciente no es lo que, en principio, hace la medicina estética. Los conceptos de enfermedad y estética están muy alejados entre sí. He aquí un primer error que merece la pena aclarar.

Cuando estudiaba Medicina aprendí algo que iba a ser muy importante para convertirte en una buena médico. Al tratar señales y síntomas y definir la enfermedad para buscar un tratamiento, convenía evitar visualizar al paciente o la enfermedad. No debía establecer una relación cercana, pues eso dificultaría la visión objetiva sobre qué le ocurría al paciente. Es más, había que sortear el contacto con los familiares, puesto que el vínculo afectivo con los seres más cercanos podría enturbiar mi trabajo como médico. Esto lo aprendí cuando estudiaba Medicina.

Pero en mi consulta, esto no funciona así. Lo comprobé hace tiempo y sigo convencida de ello. Yo soy médico estético y nutricionista. Lo primero que veo en una persona es su aspecto físico, que es el espejo de su salud nutricional. Por ejemplo, si al tratar la obesidad observo solamente sus señales externas, juzgo al paciente sin apenas darme cuenta. Esa actitud me aleja de él.*

Si quiero ser buena médico, debo dejar de ser médico. He aquí la razón del título de este primer capítulo, que tiene que ver con algo que, en realidad, define el comportamiento humano. Aquello que estaba destinado a permanecer oculto empieza a salir a la luz a través de la escucha atenta entre médico y paciente. Somos personas, necesitamos comunicar. No basta con ser médico, hay que ser persona. Y para serlo de verdad, tenemos que quitarnos máscaras que nos impidan mirar a los ojos y escuchar a quienes acuden a la consulta, a veces incluso sin saber por qué o para qué.

Una consulta de medicina es un lugar donde se manifiestan signos y síntomas, no sentimientos. Esto era lo que estaba previsto que sucediese con mis pacientes. No obstante, lo que yo observaba era otra cosa. Por mucho que se levantara un muro frente a la manifestación de sentimientos, dicho muro terminaba derrumbándose.

---

* Utilizo el masculino con carácter genérico. En «él» incluyo a hombre y mujer, indistintamente.

Esta es, claramente, la realidad actual en mis consultas. Y no puedo ignorarla.

Tengo que interpretar el lenguaje no verbal si de verdad quiero conectar con el paciente. Cuando alguien acude a mi consulta, no lo hace porque le duela un pie. Viene a que yo le ayude a solucionar un problema que ni siquiera tiene nombre; a veces, incluso, ni siquiera sabe que existe. Este es el verdadero reto de mi trabajo como médico estético y nutricionista.

Al final del día me pregunto si he superado el desafío que me plantea cada paciente. En la medicina vemos el órgano enfermo, no la cara del paciente. Mi especialidad, en principio, está enfocada en la cara, en la piel, que también es un órgano. La piel es un reflejo de lo que pasa en el interior de tu cuerpo y de tu ser. Tengo muy clara la teoría de cuál es mi rol, aunque la práctica no siempre avanza a la par.

Viéndolo ahora con perspectiva, estoy convencida de que he llegado a la plenitud de mi profesión, y debería sentirme feliz por ello. Sin embargo, hay momentos en que siento que he dejado a un lado la parte emocional, tal vez pensando que ya habría tiempo para ocuparse de ello. No contaba con un hecho que me obliga a reflexionar. En mi consulta hay espejos que no se ven a simple vista y que me ayudan a ver la salud nutricional de mis pacientes. Pero también, y tardé en darme cuenta de ello, hay espejos que revelan mis emociones no tratadas. Sí, las mías. Mis frustraciones, mis exigencias, mi inconformismo y mis miedos (que son muchos).

Siempre tengo presente una frase del juramento hipocrático: «En cuanto pueda y sepa, haré uso de las reglas dietéticas en provecho de los enfermos y apartaré de ellos todo daño e injusticia».

¡Iba a ser una superheroína! Tal como pedía Hipócrates, mantendría a los enfermos a salvo de daños e injusticias. No llevaría máscara, mostraría mi identidad, todos iban a reconocer mi esfuerzo. Por el contrario, me miro en el espejo y no sé quién soy o quién debería ser. Me miro y veo a alguien a quien nadie reconoce sus méritos.

No estoy asimilando mis logros y avances. Siento que no es mío el camino que recorro, que es un camino prestado. ¿Qué está sucediendo en mi interior para que los anhelos que he alcanzado no me satisfagan? No sé quién soy ni sé lo que quiero. Tampoco sé lo que otros esperan de mí. Lo único que sé es que ya no quiero ser médico. Adiós, Hipócrates.

Ego significa «yo», todo el mundo lo sabe. Lo que quizá no sepa es que los médicos tienen más ego que nadie. Algunos se creen que están por encima de los mortales. Se creen dioses. Yo no soy distinta a ellos. Dediqué siete años de mi vida a estudiar una carrera que enseña a curar a los enfermos. ¡Esto da mucho poder! Es normal que los médicos nos sintamos a veces dioses, pero, en realidad, es una máscara. Bajo ese falso poder ocultamos inseguridades, complejos y miserias como seres humanos. Sí, miserias. Cuando un médico se olvida de que la miseria también forma parte de la esencia humana, no puede ser buen médico. Una bata blanca no nos otorga un poder superior.

Ser médico conlleva, inevitablemente, la búsqueda de prestigio, reconocimiento, visibilidad y admiración. Todo esto, también, es falso.

El paciente ansía esperanza en la desilusión con su cuerpo. Busca al médico que le quiere curar cuando desea ser curado. Solo al estar en presencia de un médico el paciente siente alivio y su carga se aligera. Confía en que le ayudará a soportar dicha carga mediante la escucha y el interés. Gracias al médico, ya no se sentirá incomprendido.

Esta es una gran responsabilidad y hay que asimilarla con respeto. No dar por sentado mi estatus de *semidiós* que solo habita en mi mente. Debo tener siempre muy presente que yo estoy en la consulta *por* y *para* mi paciente. Mi deber es conseguir que se sienta el centro de todo. Ya me encargaré yo de poner los focos de atención en la dirección correcta.

Cuando comprendí este hecho con absoluta claridad, mi vida dio un cambio radical. A ello contribuyó mi amigo Baltasar, el rey negro de ese cuadro de Rubens que cuelga en el Museo del Prado. Gracias, amigo, por mirarme directamente a los ojos y hablarme con tanta claridad. Tus ojos penetrantes y esa cadena en tus manos me hicieron reaccionar. Decidí escribir un libro sobre mi entorno, sobre episodios personales y profesionales que me han convertido en quien soy. Todo ello, y ahora por fin sé reconocerlo, está relacionado con la búsqueda de la felicidad en la que he basado mi profesión. Al escribirlo me he hecho miles de preguntas y he dudado mucho acerca de la capacidad de enfrentarme a ello. Hasta que, entre página y página, he logrado encontrar la respuesta. Mi felicidad no me la darán el prestigio o el reconocimiento, tampoco la visibilidad o admiración que despierte en los demás, sino el diálogo sincero conmigo misma. No espero que nadie reconozca mis méritos. No pido a nadie que me haga visible ante los demás. Si no me veo yo a mí misma, es inútil esperar que me vean los demás. Me ha costado diez años llegar a esta conclusión. Pensé que la razón de mi invisibilidad era porque España es distinta al país del que yo vengo. Pero no. Esa no era la razón por la que yo me consideraba invisible, perdida, no reconocida; en definitiva, desconectada del mundo y sin voz propia. Me sentía como una persona muda, rodeada de mucho ruido que me era completamente ajeno. No era más que una sombra de alguien que permanecía oculto tras un muro que me costó derribar. Yo estaba presente físicamente, pero eran otros quienes manejaban los hilos de mi personalidad como si yo fuera una marioneta. Hasta que un día decidí mover los hilos de mi vida. Decidí poner la casa patas arriba, deshaciendo el tapiz que otros habían bordado por mí.

El médico vive en su propio mundo:
DESPERSONALIZADO, DESESPIRITUALIZADO

Los médicos pasamos gran parte de nuestro tiempo leyendo estudios científicos. Estar al día de los avances en nuestro campo es fundamental. Pero igual de importante es no olvidarse de la realidad del enfermo, que a veces sufre las consecuencias de la incomprensión de su entorno cotidiano. Está demostrado que algunos trastornos son expresión de un sufrimiento interno y se manifiestan en forma de dolor, dificultad para respirar, cansancio o debilidad, no siempre provocados por una causa médica identificable. El origen tiene más que ver con situaciones ambientales, biológicas y psicológicas que se resumen en una sola palabra: incomprensión, y la sufre casi un 10 por ciento de la población, un dato que debe tenerse muy en cuenta.

Fue esto precisamente lo que me hizo rediseñar mi forma de trabajar. No bastaba con atender a mis pacientes. No bastaba con resolver el problema concreto que los llevaba a mi consulta. Necesitaba conocer la verdadera razón por la que acudían a mí. La respuesta llegó, aunque llevó su tiempo. Antes se produjeron episodios ciertamente incómodos: enfados, exigencias, estrés. Por ambas partes. Y la causa no era nadie más que yo misma. Proyectaba en mis pacientes algo tan humano, y por ello tan difícil de aceptar, como eran mis miedos y mi inseguridad.

Un día lo vi claro. El ego era el causante de todo lo malo que me estaba pasando. Aunque tardé en ponerle nombre, por fin lo identifiqué. Al no obtener reconocimiento ni visibilidad, me sentía frustrada y fracasada. Perdida. Vulnerable. Llegué a culparme por haber elegido esta profesión. ¿Acaso la elegí para enmascarar otros aspectos de mi vida que no quería afrontar?

La respuesta no llegaba. Tensión, estrés y prisas definían mis largas jornadas de trabajo. El resultado: insatisfacción personal y vacío existencial. Vivía pendiente del reloj a todas horas. Siempre llegaba tarde, mis pacientes se quejaban. ¡Madrid es un caos insoportable! Yo por entonces trabajaba en dos consultas a la vez, separadas por kilómetros de tráfico infernal. Mi retraso no solo era culpa mía… Si mi última paciente llega tarde y pone como excusa que mi consulta está lejos… ¿Lejos de dónde? Todo es relativo. Si tú no eres puntual, me obligas a mí a llegar tarde a mi otra consulta. Pero esto no se lo puedes decir a un paciente. Me toca callar y aguantar. Voy conduciendo a toda leche, suena el móvil siete veces, no contesto. Conduciendo no puedo hablar por teléfono. Oigo el ruidito del maldito WhatsApp. No hace falta mirar quién es. Mi paciente se está cabreando. Empiezo a sudar. ¡Y no soporto sudar! El pelo se me encrespa y parezco un caniche centrifugado. Llego a la consulta con retraso. No sé ni dónde he aparcado, lo único que me importa es que no se me haya rizado el pelo. Atiendo a la paciente, que está enfadada. ¡No se le ha caído el vello de las axilas! Pero qué axilas ni qué gaitas… ¡La sesión de láser te la hice en las ingles! La segunda paciente se queja porque le digo que su obesidad es del tipo III. Le sobran treinta y cinco kilos. ¿Me está usted llamando gorda? Le contesto con una pregunta: «Pero ¿tú a qué has venido, a bailar claqué?».

La jornada termina con una hoja de reclamación de pacientes ofendidas. Normal. Si es que yo también pondría una reclamación a quien me diga palabras feas.

Así que algo iba mal. Había que parar. La frase de Hipócrates se estaba yendo al garete. Cada día que pasaba me sentía más infeliz y enfadada conmigo misma. Mi mundo se estaba cayendo a pedazos. Ya no quiero ser médico. Ya no quiero ser médico. Ya no quiero ser médico. Lo repetía una y otra vez, un martilleo me taladraba la cabeza que me impedía incluso dormir. ¿Me equivoqué al venir a España? Compartir historia y lengua no parecía razón suficiente para haberme mudado a este país. Con esta gente no me entiendo…, no me entiendo…

ESTA ES MI HISTORIA

Mi sensación de fracaso tenía como origen la falta de comunicación. No importaba que yo hubiera estudiado muchos años o hubiera participado en trabajos de investigación y asistido a foros y congresos con científicos expertos. Ser científico no significa ser buen comunicador. Por fin lo entendí, y lo hice, precisamente, en un congreso de médicos presidido por un famoso neurólogo. Su ponencia fue brillante, faltaría más, se trataba de un prestigioso neurólogo. Pero utilizaba tecnicismos tan complicados y palabras tan rebuscadas que hubiera hecho feliz a Góngora y cabreado a Quevedo. Hablaba escuchándose a sí mismo, sin tener en cuenta a sus oyentes. ¿Qué es una ponencia? ¿Un escaparate para lucimiento personal? ¿O un foro de comunicación donde establecer puentes de conexión y cercanía? No sé qué responder a eso, pero lo que sí sé es que me quedé dormida por el tono y la cadencia de su intervención, que me dejaron en brazos de Morfeo durante un buen rato. No entendí nada, su empalagoso lenguaje me alejó de él y de cuanto habló durante una hora, que se me hizo eterna. Una pena, porque seguro que dijo cosas interesantes. Pero eso no basta para despertar el interés de los demás. El qué y el cómo no siempre van de la mano.

Cuando desperté del sueño, me vinieron a la mente las dos pacientes que tanto se habían enfadado dos días antes: la del vello en las axilas (aunque no era en las axilas) y la que debía perder treinta y cinco kilos. Se habían enfadado, y con razón. Yo había puesto por delante mi ego, tratando de justificar la razón de mi retraso en lugar de escucharlas y entenderlas. Esta es la clave. Si de verdad quiero ayudar a mis pacientes, debo *entender* qué situación están viviendo y qué les ha hecho acudir a la consulta. Debo comprenderlas, no solo atenderlas. De lo contrario, en la fachada de la clínica lucirá bonito el nombre de Electa Navarrete, pero eso será todo. Si no hay nada más, todo se quedará en un simple nombre. Y mi consulta no es solo una consulta, es mucho más. En ella cada paciente encuentra su lugar porque hablamos el mismo lenguaje.

Conexión, comunicación, escucha activa. Diálogo. No solo atiendo a mis pacientes. Los entiendo. Y, sobre todo, los acompaño en el camino que han decidido empezar desde el momento en que cruzan el umbral de mi consulta.

Comunicar no es solamente hablar y escuchar. Se trata de deconstruir todo aquello que nos han dado condicionado por el entorno. Comunicar es cuestionar, criticar, modificar, alterar y atreverse a mirar de frente. Comunicar es ayudar a otros a tomar una decisión, y una decisión no se toma si antes no se deconstruye para volver a construir de nuevo, sin prejuicios ni miedos. En definitiva, aprender a comunicar es aprender a mirar la vida de otra manera, no a través de los ojos de los demás, sino a través de nuestra propia mirada.

Decir claramente «mi vida no me gusta, quiero cambiarla» quizá sea lo más difícil que nos toca hacer en algún momento de nuestra existencia. Esto es así porque expresarlo en voz alta supone cuestionar vivencias del pasado y decidir qué queremos hacer con ellas. Mirar el pasado por el simple hecho de mirarlo no tiene sentido alguno. Cuando echamos la vista atrás, lo hacemos porque algo nos mueve a hacerlo. Ya nada nos parece igual. Este es un buen principio para el cambio. No nos sintamos culpables porque algo del pasado ya no sea de nuestro agrado. Acepta tus vivencias y aprende de ellas. No te juzgues. Y en cada momento conviene estar con los ojos bien abiertos en esta aventura que es la vida.

La vida es un viaje. Qué queremos llevarnos y qué queremos dejar atrás depende de nosotros y de nadie más. Este viaje lo pago yo. Decido adónde voy, qué paradas voy a hacer y cómo las organizo. Así fue como, hace unos años, viajé al Tíbet en un momento importante. Llegué al campamento base del Everest. Al encontrarme a una altura de más de cinco mil metros sobre el nivel del mar, vi el mundo de otra manera. Con perspectiva. Eso te permite descubrir similitudes con otras etapas de tu vida. A esa altura te falta el aire, como cuando te produce ansiedad una situación que debes resolver o un problema al que debes enfrentarte. Te arde el pecho, como cuando presientes que tus expectativas no se cumplen y te invade la decepción. Ves borroso, como cuando el estrés te hace perder perspectiva de la situación y no ves más allá. No puedes dormir por falta de oxígeno; lo mismo ocurre cuando no consigues conciliar el sueño porque te empeñas en controlar una situación que no está en tus manos. Poco a poco, vas aprendiendo a adaptarte a la situación y al espacio nuevo. Aprendes a comunicarte contigo y con el mundo de un modo que nunca habías hecho y que no imaginabas que fuera posible. Aprendes qué significa ser vulnerable y asumes lo mucho que necesitas conectar con aquello que te mantiene viva. Aprendes a confiar, y por vez primera le das un sentido nuevo a esta palabra. Estando en el Himalaya, no te queda más remedio que confiar en alguien. Cuando lo haces, empiezas a respirar de otra manera. Cuando te falta el aire, piensas que vas a morir. Pero al mismo tiempo, y de un modo inexplicable, te sientes más viva que nunca.

Mi trabajo en la consulta es algo parecido a este maravilloso viaje al Himalaya. En sánscrito, Himalaya significa «lugar de nieve». Esto es precisamente lo que yo intento con cada paciente: convertir el frío que desprenden sus miedos en una zona segura y de confort. Mi prioridad como profesional es conseguir que, al ponerse en mis manos, cada paciente confíe en mí plenamente. Cuando entran en la consulta, tienen mil preguntas, y sé que no saben cómo formular alguna de ellas en voz alta. Lo que intento es responder debidamente a cada una de sus dudas. A veces, ni siquiera hacen falta las palabras. Basta con un gesto, con una mirada, esto es, empatía. Nada más y nada menos.

Aquí empieza mi viaje vital con mis pacientes, lo cual equivale a decir el viaje de mi propia vida. A través de este libro recorreremos etapas que nos harán compartir experiencias y abrir nuevas vías, y que dejarán atrás sombras que hasta ahora impedían ver la luz. No están solos. Mis pacientes lo saben. Ellas y ellos, todos hablamos el mismo lenguaje. Nos entendemos porque nos miramos a los ojos. Después de varias visitas a mi consulta, que es como si fuera su propia casa, el milagro se produce cuando el paciente consigue reconocerse en su esencia. Descubre su voz y sabe quién es. A esto se llama *curar*, que es la esencia de la profesión de un médico. Curar, cuidar, acompañar.

Todo empieza por saber escuchar.
Si un médico es bueno, pero no sabe escuchar...
¿cómo podrá curar?

3

INSEGURIDADES

Cierra la boquita

Cerrando la boca cierras todo: voluntad, libertad, seguridad; tres pilares que te definen como persona y sostienen tu autoestima. Voluntad para alzar la voz, libertad para elegir, seguridad frente al miedo. Todo eso me fue robado por el entorno más cercano: mi propia familia. «Cierra la boquita» era una frase que mi padre me repetía constantemente. Cerrar, recoger, esconder. Estos tres verbos me acompañaron durante toda mi infancia y adolescencia. Con el paso del tiempo, definieron mi personalidad y forjaron la mujer que soy.

Soy negra. Soy mujer. Soy alta. De modo que mi presencia no pasa desapercibida. ¿Qué culpa tengo yo de haber nacido así? Menos mal que mi padre no conocía a Procrustes, aquel bandido que torturaba a viajeros atándolos a una cama hasta lograr que encajaran en ella. Soy negra; eso no lo puedo cambiar. Soy mujer; no quiero cambiarlo. Soy alta. ¿Qué tiene eso de malo? La cuestión es que, cuando era niña, yo no era como mi padre quería que fuese. Estaba obsesionado con el labio inferior de mi boca. Las palabras «recoge la boquita» aún siguen martilleando en algún rincón de mi memoria. Durante años, fueron para mí sinónimo de vergüenza y humillación, de incomprensión y de impotencia. No sabía cómo agradar a mi padre para que dejase en paz la forma de mi boca y me prestara atención a mí. Visto ahora con la perspectiva de los años, entiendo a mi padre, pero entiendo aún mejor el daño que esto me hizo.

Los ojos y la boca son lo primero que otros ven cuando nos miran. Si desde la infancia te obligan a esconderlos, ¿cómo vas a saber cuál es tu lugar en el mundo? Esconder mi boca era como negar mi raza y mi sexo. Dicho así parece sencillo, pero es el fruto de mucho sufrimiento y de numerosas preguntas sin respuesta. Cuando un padre a quien admiras te dice repetidamente qué no le gusta de ti, acabas por obsesionarte tú también. El día que lo comprendí, supe que debía dar un paso importante en mi vida. Si no lo hubiera hecho, hoy no estaría aquí escribiendo este libro. Dar el primer paso es el preámbulo de un viaje que aún no sabes adónde te llevará. El cambio no se produce solo. Tiene que estar acompañado de la voluntad de ir en su busca.

Para poder continuar tu camino vital, debes hacer acopio de recursos que te sirvan de apoyo en tu travesía. Como todo viaje, tiene varias etapas. Antes de iniciarlo y prepararte para el gran ascenso a tu Everest, conoce tus debilidades físicas y mentales, las que se reflejan en tus miedos, y pon nombre a cada uno de esos recuerdos o experiencias que han marcado tu vida.

En este capítulo están expuestas mis inseguridades y también mis tormentos. Se podrían comparar a lo que siente un alpinista experimentado cuando sufre una fractura ósea y no puede continuar la escalada. A mí me sucedía lo mismo con mis aflicciones y angustias: no me permitían avanzar, y ello me provocaba una rabia incontrolable.

Cuando sabes en qué lugar exacto de tu cuerpo se encuentra la fractura, puedes empezar a sanar esa herida interna y continuar tu travesía hasta la siguiente etapa. Esto parece fácil, pero no lo es. Porque llamar por su nombre a lo que tu propia familia te ha provocado —el rechazo hacia ti misma— es un proceso doloroso y desgarrador. Sin embargo, no queda otro remedio: necesitas deconstruir tu ser para diseñar tu yo verdadero.

Yo y mi entorno

Soy hija de padre cubano de piel negra y de madre dominicana de piel blanca con ojos verdes, ambos de alta estatura. Como resultado, aquí estoy yo. El color de mi piel, de mis ojos y la forma voluptuosa de mi labio inferior son fruto de la unión de mi padre y mi madre. Soy mulata. No soy una extraterrestre. Formo parte de una de tantas razas que habitan este planeta y tengo el mismo derecho que otros de estar en él.

Decir esto y no sentir desgarro por dentro me ha costado muchos años de sufrimiento. Los complejos y las inseguridades, nadie te ayuda a superarlos sino tú misma. No puedes verte guapa cuando todos te llaman fea. Y no ves la solución, pues estás convencida de que así es como serás siempre. Mi labio iba a ser un estigma que marcaría mi vida. Desde muy pequeña tuve conciencia de lo que era sentir vergüenza y de que nunca podría ser como las demás chicas. Mi entorno familiar se encargaba de recordármelo a todas horas: en las comidas, en las cenas, en las reuniones con amigos. Mi maldita boca me diferenciaba del resto del mundo. No tenía posibilidad de escapatoria. Toda mi vida sería una mujer fea e inferior a otras. ¡Por el maldito labio y el color de mi piel!

Cuando supe que de verdad yo era fea, tenía unos diez años. Estábamos cenando en casa. Mi padre repetía esa frase de «recoge la boquita», mientras yo masticaba. Intentaba obedecer, pero me resultaba imposible recoger el labio inferior. Al hacerlo se me caía la comida. ¡No podía masticar si recogía el labio inferior! La boca se quedaba abierta. «Pareces una mona comiendo».

¿Qué haces cuando, con apenas diez años, tu padre te compara con una mona? En ese momento necesité el abrazo de mi madre o una palabra de consuelo; algo que me hiciera sentir que no era un animal. Pero su abrazo no llegó, ni tampoco su consuelo. Mi madre se quedó callada hasta que, al ver que rompía a llorar, se acercó para abrazarme. Refugiándome en sus brazos, yo quería ocultar mi sentimiento de vergüenza por el hecho de que me vieran como una mona. Para una niña, eso es terrible. El sufrimiento fue aún mayor cuando comprendí que yo era una decepción para mi padre. Había sido incapaz de recoger la boquita como él quería. Y a un padre hay que obedecerle siempre.

«No puedo, no puedo...», me repetía una y otra vez. «No puedo recoger la boquita como quiere mi padre». Él no entendía que yo hacía lo posible por obedecerle, pero al hacerlo se me caía la comida de la boca. Y así fue como la incomprensión empezó a estar presente en mi vida. *Incomprensión*. Una palabra que aparecerá a menudo a lo largo de estas páginas. Conviene prestarle atención por el terrible daño que provoca.

MI PADRE: LA INSEGURIDAD ENMASCARADA

Mi padre nació en Cuba. Desde muy joven estuvo ligado a la política. Fue presidente de las Juventudes del partido Unión Radical, lo cual propició que estuviera al lado de grandes figuras de la historia cubana, entre ellas Rafael Gus Inclán, por quien sentía gran admiración.

Mi padre era un hombre valiente, osado, inteligente, noble. No se rendía ante ningún obstáculo. Su fortaleza de carácter traspasó fronteras, hasta el punto de convertirse en un referente muy respetado dentro del periodismo político en República Dominicana. No obstante, a pesar de su inteligencia y brillante elocuencia, fue sistemáticamente insultado por su raza y sus orígenes. «Gusano» era un término utilizado para referirse a los cubanos exiliados. Fidel Castro, en un discurso que pronunció en los años sesenta, comparó a los contrarrevolucionarios que huían del país con una banda de gusanos y escoria. Hacía una analogía entre la «sociedad vieja» que moría y un «cadáver» del cual salían gusanos. Negro. Mono. Feo. Bemba. Palabras despectivas que eran pronunciadas en su presencia, y también a sus espaldas por su entorno más íntimo, por su familia política y su entorno laboral.

Todo ello le forjó un carácter explosivo, frustrado, con una profunda sensación de injusticia que iba soterrando su nobleza de corazón, hasta que, al final, su corazón cedió. Murió de un infarto cuando yo tenía veintiún años.

Durante mucho tiempo me vi reflejada en mi padre, no solo por sus miedos, que heredé como si fuera un proceso de simbiosis. Heredé también su frustración, que quedó para siempre unida a su identidad como un hombre incomprendido e injustamente tratado. Tuve esa misma sensación de fracaso, desilusión, desengaño y decepción muchos años, y eso me provocaba un dolor en el pecho. Así como heredamos el carácter por herencia genética, también heredamos las patologías. Pero un día decidí que yo no iba a morir de un infarto. Delante de un espejo, resolví poner distancia con mi padre y dejar de ser su espejo. Había comprendido al fin que mi padre proyectaba en mí sus miedos y frustraciones. El racismo del que era víctima me lo trasladaba a mí, obligándome a recoger la boquita para no parecer una mona, o lo que es lo mismo, una bemba. Tiempo después supe que esta palabra, en realidad, no es una palabra, sino una onomatopeya. «Bemba» reproduce el gesto de quien babea. Y esto era exactamente lo que yo hacía cuando recogía el labio inferior de mi boca, babeaba… y la comida se me caía. Decidí no babear nunca más.

MI MADRE: EL DOLOR TRANSFORMADO EN NEGACIÓN

Recuerdo un día que estaba hojeando un libro de mitología para intentar evadirme del vértigo que me producía saber que mi vida junto a mi madre tenía fecha de caducidad. Lo intuía por sensaciones que no sé cómo describir. De pronto, apareció ante mis ojos la imagen de un hombre devorando a un niño. Goya. *Saturno devorando a su hijo*. La imagen era terrible. Yo sabía que Goya pintó figuras negras algo siniestras, pero aquello era canibalesco. ¿Cómo puede un padre devorar a su propio hijo?

Leí con interés el mito de Saturno que venía en la siguiente página. La explicación era esta: si Saturno no devoraba a sus hijos, sus hijos le devorarían a él para impedir que reinase. Así pues, si Saturno quería seguir gobernando el mundo, tendría que eliminar a sus competidores, que eran sus propios hijos. Cerré el libro y reflexioné sobre ello. ¡Yo misma me veía reflejada en el dios Saturno! Si quería seguir existiendo, tenía que librarme de la presencia de mi madre. Ella era una pesada carga para mí, pues me estaba anulando con sus críticas incesantes y reproches interminables. También yo tendría que devorar a mi madre si quería tener mi espacio propio. Es decir, habría que alejarla de mi vida y hacérselo saber con señales muy claras. Porque, tal vez sin darse cuenta, mi madre seguía repitiendo la misma frase de mi padre: «recoge la boquita». No usaba las mismas palabras, pero significaban lo mismo. A su manera, me estaba reprochando que yo tuviera voz y que mi discurso no fuera el suyo. Y es que, en su forma de entender la familia, una mujer debe tener la boca cerrada y no buscar protagonismo. Este es el papel que nos corresponde por el hecho de ser mujer.

Mi madre cumplió a rajatabla con la esencia del matrimonio: ser madre. También escuchar siempre la voz del marido y no hacer jamás nada contrario a su voluntad. El silencio ha sido la señal de identidad de mi madre a lo largo de toda su vida, hasta el punto de que apenas sé qué decir de ella porque en realidad no la conozco. No sé quién es mi madre. Mi madre representaba un papel, el que le habían asignado en el teatro de la vida. Y aún lo representa. Cuando voy a visitarla, más que elogios recibo reproches. O así lo percibo yo, lo cual me confirma que acerté al marcharme lejos.

Mi madre posee una belleza imponente. Es alta, esbelta, elegante. Tiene una fuerza vital e inteligencia que aún hoy me sorprenden. Desde muy pequeña le tocó romper moldes en un entorno profundamente machista. De origen humilde, siempre tuvo claro que quería ser algo más que un simple adorno para acompañar al marido. Pero su vida estuvo marcada por un círculo del que no supo salir. Y optó por ser el ancla salvadora de sus padres, hermanos, marido e hijas. No tenía más vida que su familia. Siempre mostró una férrea voluntad de lucha, pero los límites estaban fijados por estereotipos de conducta que ella fue incapaz de romper. Esto ha marcado su vida, y, como consecuencia, la mía.

He heredado de mi madre la voluntad de lucha, por lo que le estoy muy agradecida. Pero yo decidí no dejarme condicionar por estereotipos machistas ni actitudes de sumisión propias del entorno en el que nací porque iba viendo cómo esto provocaba en mi madre una ira mal sofocada, una dependencia emocional que ya no tenía remedio y un sentimiento de culpa por no haber sido capaz de rebelarse contra ello. Ella cree que no me daba cuenta, pero yo sí era consciente de su infelicidad. Hizo suyo el rol de madre hacia sus padres y hermanos, con todo lo que esto significa: dejar de existir como mujer. El machismo fue ocupando el territorio que le pertenecía a ella y no supo reaccionar a tiempo. Eso la convirtió en la mujer que es hoy. Callada. Silenciosa. No de palabras, sino de esencia. Cuando una mujer ha asumido toda la vida el papel impuesto por condicionantes ajenos a su voluntad, lo paga caro. El precio es altísimo: ya nunca podrá crecer ni romper las cadenas que otros le han colocado. Sumisión, silencio, frustración, ira. Negación. A mis veinte años ya experimenté la ira. No estaba dispuesta a ser también esclava de la negación.

El momento de mi transformación

Del círculo de oscuridad hay que salir a tiempo. De lo contrario, te conviertes en una sombra de ti misma. Esta visión que tuve de repente exigía un gran esfuerzo por mi parte, puesto que estaba condicionada por el legado de mi crianza, algo que no puedes dejar atrás solo porque un día lo decidas. El código genético lo llevamos incrustado en la piel y en todos los rincones de nuestro ser. Igual que mi padre y mi madre, yo soy valiente, osada, inteligente, curiosa, resiliente. Es decir, soy una suma de mis progenitores. Por lo tanto, esta suma también me convierte en insegura, miedosa, incomprendida, autoexigente y controladora. Menuda mezcla. ¿Cómo salir de un entorno opresivo, racista y machista teniendo los vientos en contra?

El pelo. Tenía que empezar por mi pelo. En mi país se llama «pelo malo» al cabello rizado, «pelo bueno», al cabello liso. Tendría que empezar por ahí, por alisar mi melena, que es muy larga y difícil de dominar. Había que actuar rápido para que los demás al verme olvidasen palabras como pobreza, sudor, hacinamiento, hambre…, eso tan feo que recuerda a la esclavitud. Después de todo, en los esclavos e indígenas está el origen de las razas de América. Si quería que la amnesia nublara la mente de quienes me miraban, habría que borrar las señales visibles de esa esclavitud. Eliminar los rizos me pareció un buen comienzo. Entonces aún no sabía que con ese gesto lo que hacía realmente era negarme a mí misma y no aceptar quién era.

Tardé algún tiempo en darme cuenta de lo equivocada

que estaba. El cambio no lo iba a propiciar un planchado de pelo, por muy potente que fuese el cepillo. El cambio tenía que venir desde dentro. Había que cultivar mi interior. Estudiar. Formarme. Aprender. Crecer como persona y saber quién de verdad quería ser yo. Quién era ya lo sabía, más o menos. Lo que no me gustaba de mí, también. El reto consistía en quién quería llegar a ser. Lo más importante fue descubrir que el cambio dependía de mí y de nadie más. ¡Esto fue un gran descubrimiento!

«Me dejaré la vida en ello, pero lo conseguiré». Estas palabras me ayudaban a empezar el día a día. Sabía que no sería fácil, pero también sabía lo cabezota que era. Me propuse que, al caminar por la calle o entrar en cualquier sitio, la gente no se fijara en el color de piel, sino en mí. Que vieran a una mujer alta con mirada firme y andar decidido que sabe adónde va.

Si te propones llegar a la cima de tu Everest como una competencia entre tú y la montaña, la montaña siempre tendrá la última palabra. En el proceso de trabajar sobre mis complejos e inseguridades, me he procurado una visión diferente de mi camino. Ahora sé que no es un imperativo el hecho de llegar. Lo que es importante es llegar bien. No voy a competir con la montaña. Ella y yo somos la misma. Ella representa mi fuerza, amor y anhelo de estar por encima de las turbulencias climatológicas generadas por el drama.

Inicié mi viaje vital mediante el estudio, un viaje que emprendí con una fuerza que yo no sabía que tenía. Empecé a estudiar para alcanzar la excelencia, no para agradar a los demás, sino para agradarme a mí. El diálogo era conmigo. Reconocimiento y aprobación ya no formaban parte de mi lenguaje. Sin embargo, la teoría y la práctica demostraron que no siempre van de la mano. Mi entorno seguía recordándome que soy negra y que, siendo negra, adónde pretendía llegar. Mis opiniones no eran respetadas, ni siquiera escuchadas. Siempre que hablaba recibía como respuesta: eres mujer; tu obligación es ser una buena mujer, sacar buenas notas es tu obligación. Y no olvides que eres negra.

¿Cómo voy a olvidar que soy negra si me veo en el espejo? Esta pregunta puede parecer absurda, pero no lo es. Porque lo que mi madre quería decir en realidad era que, siendo yo mujer, mi vida estaba diseñada.

Ese día decidí hacer las maletas y marcharme de República Dominicana. Con profundo dolor, pero no había otra opción posible. Es inútil pretender cambiar los valores arraigados de una sociedad que ha normalizado el hecho de ver a la mujer como inferior al hombre. Puro machismo. Esto viene de lejos. No es fruto de la opinión de unos hombres o de un solo país. La Iglesia se ha encargado de difundir su mensaje: la mujer está al servicio del hombre. Ni siquiera lo establece como una obligación. No dice: «debe estar», sino que da por hecho que lo está, igual que da por hecho que la mujer existe gracias a una costilla de Adán. Si alguien viera mis costillas, sabría que son mías y no me las ha dado ningún Adán. Pero a quien cree firmemente que ha nacido de una costilla de Adán es difícil convencerle de lo contrario. A mi madre, desde luego, no pude convencerla.

Así que, cumplidos los veinticuatro años, dije adiós a mi madre, a mi hermana y a mi país. Con lo que no contaba era con el peso de la maleta que llevaba. ¡Tuve que pagar exceso de equipaje en el aeropuerto! No pesaba solamente por la ropa, los zapatos y los libros, sino porque estaba aún llena de complejos que tardaron en desaparecer. Y, sobre todo, pesaba porque en ella se había colado mi madre sin yo saberlo. Pensé que me alejaba de ella, pero ahí seguía dando la lata. Mi madre es como una hidra. Le cortas una cabeza, y le salen otras seis.

En el vuelo desde Santo Domingo a Madrid se produjo un hecho muy peculiar. A mi derecha iba sentado un joven dominicano, tan entregado a la bachata que incluso las azafatas se unieron al ritmo caribeño. A mi izquierda, una señora rezaba con tanto fervor que a punto estuvo el piloto de pedirle su bendición antes del despegue. Durante este trayecto celestial tan divertido, un libro me ayudó a abrir los ojos: *La ciudad de las damas*, de Christine de Pizan. Su lectura me acompañó durante el larguísimo viaje a España. No es un libro actual, ni mucho menos. ¡Fue escrito hace quinientos años! En él descubrí que el hecho de preguntarse qué lugar nos corresponde ocupar a las mujeres es algo que también hicieron mujeres de otros tiempos. Es profunda la soledad que una siente cuando se hace esta pregunta.

Ya estando en España, me tocó enfrentarme a mis demonios: inseguridad, incertidumbre, debilidad, culpa, fragilidad, vergüenza, complejos… Tuve que reescribir todo un diccionario hasta encontrar la palabra que me definiera. Para ello fue necesario deconstruir fachada y cimientos hasta derribar el edificio entero. Solo así lograría saber quién de verdad soy yo. La respuesta llegó, con aire nuevo y fresco. Cuando supe quién de verdad soy yo, sentí que rejuvenecía por dentro.

Yo soy quien quiero ser

Mi feminidad es mi fuerza. La belleza es mi esencia y mi naturaleza no es débil. Soy mujer, sí. Mujer tiene que ver con «mollis», eso dicen algunos. ¿Blanda yo? ¿Como un peluche? Cuando ya tenía escrito mi nuevo diccionario, eliminé algunas palabras que no eran necesarias. Entre ellas, algunas preposiciones. Mujer *de*…, no. No soy mujer *de nadie*. Las palabras innecesarias estorban, molestan, intoxican.

Para salir del círculo asfixiante fue necesario aprender palabras nuevas. Feminidad. Belleza. Estética. Y enterrar otras que nunca más he vuelto a pronunciar. No me reconozco en aquella imagen de mujer que mi madre quería proyectar en mí. He necesitado años hasta encontrar nuevos filtros y valores que me ayudasen a entender cómo me veían mis padres. Lo he conseguido gracias a que por fin he encajado cada pieza en el puzle de mi vida. Aceptación, amor propio, autoestima, perdón y comprensión han sido necesarios en todo este proceso. Lo que más me ha costado ha sido superar los miedos, pues forman parte de mi esencia. Pensé que nunca sería capaz de decir: «Ya no tengo miedo». Pero lo conseguí. Cuando logré pronunciar estas palabras entendí mejor a mis padres. Y, sobre todo, empecé a entender mejor a mis pacientes. Supe que también mis pacientes tienen miedos, el peor de todos, el miedo a reconocerse en ellos.

El día que compartí mis miedos con una paciente vi con claridad que había acertado eligiendo esta profesión. Conectar a través de las emociones es lo mejor que obtengo de este trabajo al que dedico tanto tiempo. He aprendido a disfrutar de lo que significa ser médico; una moneda de doble cara en la que ambas se necesitan. Ser médico significa curar. Y curar significa cuidar.

Solamente si te cuidas a ti podrás cuidar a los demás. Aquí empieza el verdadero viaje vital que se merece recorrer al tiempo que se disfruta cada momento. Abarca distintas etapas, y hay que ser consciente del paso que se da en cada una de ellas. Lleva en la maleta el equipaje justo y déjate guiar: tu libertad, a la que nunca deberías renunciar.

¿Cómo saber quién eres cuando siempre te han tratado como quien no eres? El entorno familiar dicta normas y el social impone apariencias, de manera que acabas por no saber quién eres. La decisión de venir a España me despejó todas las dudas acerca de quién soy y quién quiero ser. No me mueve ya la búsqueda de prestigio, sino la firme decisión de no renunciar a mi voz. Al entender esto con toda claridad, he sido capaz de tomar la decisión más difícil de mi vida: matar a mi madre. Igual que Saturno, también yo necesito eliminar a mi madre para impedir que ella me robe el lugar que me corresponde. Cuando veo a algunas mujeres que acuden a mi consulta acompañadas de su madre, tengo la tentación de hacerles esta pregunta: «¿Vas a arruinar la oportunidad de diseñar tu futuro porque tu madre quiera acompañarte a todas partes y controlar qué haces con tu cuerpo, con tu cara o con lo que te dé la gana?».

Si para liberarme del peso asfixiante de mi madre he sido capaz de matarla, lo he hecho para salvarme a mí. *Matar* es simplemente una palabra, nada más. La utilizamos aquí como juego metafórico de asesinato como una de las más bellas artes. No tengamos miedo a usar palabras firmes si ello nos ayuda a sentirnos libres.

Si tienes que dejar a tu madre en casa, hazlo sin que te tiemble el pulso y no te sientas culpable. Es importante saber en qué tiempo verbal quieres conjugar tu vida. El de tu madre es presente y pasado. El tuyo, presente y futuro. Esto lo entendí hace unos días, al acordarme de mi padre. Él está muerto. Pero la muerte no es el final de una historia, deja huellas…, que otros siguen de forma inconsciente. Mi madre sigue las huellas que dejó mi padre, no hay forma de hacerle entender que yo soy yo. Y que, por mucho que ella se empeñe, no podrá hacerme vivir una realidad imaginada como fue la suya. Incapaz de sentir los síntomas de opresión creados por su entorno, mi madre vivió una realidad que la convirtió en una mujer impalpable. Solo cuando eres consciente de este hecho, puedes empezar tu proceso de transformación.

Construye, pues, tu futuro mirando con valentía lo que ya no te gusta de cuanto te rodea. Cambiarlo depende de ti.

Lo de Pigmalión parece un cuento, pero no lo es. También lo era la costilla de Adán, y menudos disgustos me dio reclamar que mis costillas son mías y de nadie más. Ya lo decía Platón... Los niños crecen sanos oyendo mentiras. Es decir, escuchando cuentos que suenan bien, pero son mentiras. Pigmalión no es un cuento, es tan real como la vida misma. Está en todas partes, nos acompaña a lo largo de nuestra existencia en sus distintas etapas. Está presente en la infancia a través de la educación en casa y también en la escuela. Nos convencen de cómo debemos ser para ser perfectos. La perfección se convierte en el modelo a seguir, y si no la alcanzamos surgen problemas de autoestima. Maldito Pigmalión. ¿Quién era y por qué está tan presente en nuestra vida?

Pigmalión fue un rey de Chipre al que le gustaba moldear figuras con mármol. Un día esculpió una estatua de mujer tan hermosa que para él representaba a la fémina perfecta. Se enamoró de ella, claro está. Y pidió a la diosa Afrodita que la convirtiera en una mujer real para poder casarse con ella. Afrodita le concedió el deseo, y así surgió uno de los problemas más universales a los que sucumbe casi todo el mundo: el deseo de modelar a otra persona a su gusto. El efecto Pigmalión —que así es como se llama este maldito síndrome— es la capacidad de influencia que tienen las expectativas de una persona hacia otra. Si te descuidas, el Pigmalión que tienes cerca acabará también modelando tu carácter. Ve con cuidado.

Nadie escapa a esta tentación, y sé de qué hablo. Estando ya en España, los elogios y piropos no se hicieron esperar. Qué exótica eres, qué alta, qué elegante, qué sensual…, y, a continuación, ¿para qué usas tacones si eres tan alta? ¿Por qué te ríes tanto? Deberías ser más seria, de lo contrario no te tomarán en serio. No bromees tanto con las pacientes, eso no está bien. Es poco profesional. Trata a tus pacientes con más distancia, no eres su amiga.

¡Pero si en mi país me llamaban seca porque no sonreía nunca! Esto no hay quien lo entienda. Otra vez la crisis existencial asomando por la ventana. Si no sonrío, soy antipática. Si río mucho, no me toman en serio. Tendré que cambiar mis filtros y rediseñar mi imagen. Otra vez, acudir al lecho de Procrustes. Ajustar medidas, encajar en ellas y decir adiós a mi humor dominicano. ¡Que esto no es el Caribe!

Así fue mi comienzo de mi nueva vida en España. Un drama porque no encajaba aquí, ni tampoco en mi país. Asimilar esta realidad me exigió un esfuerzo sobrehumano. Iniciar la primera etapa de mi viaje vital ha sido lo más duro que he hecho. Tuve que cuestionar toda mi infancia y adolescencia, desmontar el techo emocional que estaba en mi ADN para encontrar respuesta a preguntas muy difíciles y construir nuevos cimientos con sentido común, amor, verdad y, ante todo, perdón. Sin reproches, y con los ojos bien abiertos empecé a recorrer el camino que tenía por delante. Ser aceptada tal como soy fue lo que más me angustiaba; que no me juzgaran por mi físico. Que no por ser alta y exótica me vieran como a una persona superficial o frívola.

Costó mucho tiempo, lágrimas y angustiosas dudas. Pero sentía que iba por el buen camino.

Por fin lo dije sin temor a ser juzgada: «No hay nada más profundo que lo que vemos en la superficie». Mi raza, mi sexo, es algo que se ve a simple vista. Mi raza habla de libertad, tesón, inteligencia. Mi sexo habla de pasión, amor, belleza, luz, paciencia. Lo superficial no es vacuo ni es frívolo. Todo ello cuenta una historia y habla de mis vivencias. Así soy yo, y así quiero mostrarme al mundo.

TU VIAJE VITAL

La medicina estética y la nutrición fomentan la salud. La salud es un derecho: tenemos derecho no solo a sentirnos saludables, sino a *vernos* saludables. Y nos vemos con los ojos, pero también con las emociones.

«Conócete a ti misma». Esta frase estuvo hace siglos en el templo de Apolo, en Delfos, y tenla bien presente. No debes olvidar que lo más importante es saber quién eres. Si no sabes quién eres, no sabrás pedir lo que quieres. Al ver el color de mi piel, a menudo mi entorno parece olvidar que detrás de ese color hay un *yo* completo. En mi consulta algunos contemplan solamente los kilos; ignorando a la persona, se enfrentan a desafíos y buscan comprensión. En este viaje vital, saber quién eres es la clave. Porque no puedes depender únicamente de la visión de los demás.

Habrá quien te haga sentir culpable porque quieras hacerte un retoque estético. Tal vez hayas ido a escondidas a la consulta para que nadie te diga que lo que vas a hacer es frívolo. Pero la belleza no es frívola. El primer error que comete quien así piensa es distinguir entre belleza interior y belleza exterior. ¿Quién fija el límite entre ambas? De eso sabían mucho las mujeres de Egipto. Hace miles de años, el primer tratado de paz de la historia, el llamado tratado de Qadesh, se firmó tras una conversación entre reinas que hablaban de cómo teñirse el pelo para estar más hermosas. ¿Se atreve alguien a decir que la reina Nefertari era una mujer frívola?

¿Qué ha pasado en nuestra sociedad para que la belleza sea considerada algo superficial y frívolo? Todos buscamos la belleza, cada cual a su manera, pero nos gusta vivir rodeados de belleza. Por belleza entendamos lo que nos dé la gana: quitar una arruga, eliminar unos kilos o recuperar la alegría. La fealdad no es solo una cuestión de aspecto, sino también de oscuridad emocional. Si te ves fea, quizá sea porque por dentro no estás bien. Y esto es lo que significa la palabra «estética», que no es otra que sensación. La sensación que percibes cuando hay algo que te inquieta, no te gusta o te preocupa. Si no tomas una decisión para cambiarlo, lo que vas a sentir es insatisfacción.

La insatisfacción es un campo abonado para la infelicidad. ¿Quieres adelgazar? Adelgaza. ¿Quieres quitarte arrugas? Quítatelas. ¿No te gusta el culo que tienes? Ponle remedio. Tu cuerpo es tuyo. Tu salud te pertenece, es un derecho inalienable e incuestionable. Si te ves con unos kilos de más es porque tienes unos kilos de más. No escuches a quien te diga que no los tienes. Aprende a valorar tu opinión y a mirarte a través de tus ojos.

Deja a tu madre en casa. Y a tu suegra, también. Ven tú para poder expresarte libremente sin que haya a tu lado una celestina que te vigile o controle. Ya eres mayor de edad.

No olvides que tú eres la primera persona a quien debes agradar.

4

VOZ

Tienes carácter, es difícil tratar contigo

¿Te han dicho alguna vez esta frase? A mí me la dicen muy a menudo. Creo que no hace falta explicar qué quiere decir «tener carácter» cuando un hombre se lo dice a una mujer. Normalmente quiere decir «mal carácter». Mala leche, mal genio, temperamento. ¡Indomable! Como las bestias. Y es que la dichosa palabrita tiene mucha miga. Carácter es una palabra griega, significa «marca». ¡Ahí lo tienes! La marca con la que un ganadero identifica a sus vacas. Somos vacas y estamos marcadas. Desde hace siglos llevamos el estigma visible en nuestra frente. Qué desgracia. Cuando un hombre le suelta a una mujer: «tienes mucho carácter», lo que en realidad está expresando es que le molesta tener a su lado a una mujer que no se deje dominar. Mi carácter me restaba, me dividía en dos. ¿Cómo es posible que una palabra que reúne tantos rasgos distintivos de un ser humano sea tratada con tanta ligereza? No sabía cuál era la respuesta, pero sí sabía que yo me estaba despersonalizando como mujer.

Si tener carácter significa estar marcada, también significa que pertenezco a alguien. Como parte de una res soy propiedad del ganadero. Entonces ¿por qué es malo tener carácter? ¿No me han marcado precisamente para saber a qué dueño pertenezco y asegurarse de que no escapo? No tiene mucho sentido, como sucede con tantos tópicos relacionados con el sexo femenino.

Ocurre a menudo que, con el paso del tiempo, las palabras cambian su significado hasta convertirlo en lo contrario. «Carácter» no es una excepción. Tener carácter debería ser algo positivo, pues significa marca registrada, garantía de propiedad. ¿Por qué se utiliza con sentido negativo? Le he dado muchas vueltas a este asunto porque me resisto a ser tratada como una vaca.

Igual que ocurría con la costilla de Adán, ciertos tópicos han llegado hasta nosotros a través de la religión. Tratándose de la mujer, el tópico de un ser impuro, maldito e inestable viene de lejos. La religión lo toma de la mitología. Pandora y su maldita curiosidad trajeron los males al mundo. Dios no creó a la mujer para que se hiciera preguntas, sino para ser compañera de Adán. Callada, sumisa, obediente. Prometeo y Dios no son lo mismo, claro está. Pero en lo que se refiere a la mujer, equivalen a lo mismo. Prometeo no aceptó a Pandora como regalo, no se fiaba de ella. Se la dio a su hermano Epimeteo, que era menos listo. Dios tampoco permitió a Eva quedarse en el Edén, la expulsó por haber tentado a Adán, que no se enteraba de nada. El pobre Adán se quedó solo. Hubo que buscarle una mujer, como si no supiera buscarla él solito. En la tradición judía, todo hombre debe estar con una mujer y toda mujer debe tener un marido. Y así vamos.

Con este panorama, ¿cómo pretendemos que el hombre nos entienda y acepte que hombres y mujeres somos iguales? Pretender tal cosa sería como pedirle que ponga la casa patas arriba. Y cuando pones la casa patas arriba, entra mucho frío porque te has quedado sin techo y debes construirlo de nuevo. Al hombre no se le educa desde pequeño para que se pregunte quién es la mujer que tiene al lado. Volvemos al maldito lenguaje. ¡Pero es que el alfabeto se inventó para dar forma al mundo! No podemos entender quiénes somos si no prestamos atención a las palabras. Las palabras nos definen, no hay palabras inocentes.

Veamos qué hay más allá de la costilla de Adán. Al hombre se le ha educado para tener esposa. Ya empezamos: esposa. Significa «que promete». El ritual del matrimonio se celebra con una promesa de fidelidad… y todo lo demás que va nombrando el sacerdote frente a los novios arrodillados ante el altar. Pero al altar, la novia no ha llegado sola. Ha entrado acompañada de su padre, que recorre todo el pasillo de la iglesia hasta que la deja en manos de su futuro dueño. A eso los romanos lo llamaban *ducere uxorem*, o sea, «llevar a la esposa», entregarla al marido, que la compra en un acto simbólico de intercambio de arras. Las arras son monedas. Es una compraventa clara, llamemos a las cosas por su nombre. *Gamein*, «unirse al varón», decían los griegos. *Get married, sposarsi, se marier, heiraten...* Da igual en qué lengua queramos decirlo. El hecho de casarse supone pasar a manos del marido como una propiedad inalienable. En el ritual del matrimonio siempre está presente el varón, igual que lo está en todo el vocabulario relativo al matrimonio. Somos *esposas* y *cónyuges* porque hemos *prometido* estar bajo el *yugo* del marido «hasta que la muerte nos separe». El rito del matrimonio se llama nupcias, pues hasta que el sacerdote no nos bendice debemos permanecer con la *cabeza tapada* por el velo nupcial. Podéis besaros... anuncia el sacerdote, y ese es el inicio de una nueva vida. Hay parejas que aguantan hasta que la muerte los separa, y otras... duran menos. Y la culpa es de la mujer. Por su maldito carácter, no hay quien la sujete. Además de temperamental, es débil. Algo que no se entiende, pues ambos términos son contrarios entre sí. Además de mal carácter, la mujer padece *infirmitatem*, es decir, es inestable, voluble y no es de fiar. En consecuencia, necesita el control masculino. Desde tiempos muy antiguos, enfermedad e inestabilidad van asociados al carácter de la mujer. Lo dice la historia. Lo dice la religión.

Para realizar algo tan extraordinario como subir un ochomil, has de ser una personal extraordinaria. Con carácter definido. Tener muy claro el camino a recorrer y una voluntad férrea para realizarlo.

Este capítulo se centra en una parte concreta del cuerpo: tus cuerdas vocales. Las revisas para asegurarte de que no haya nódulos en ellas que impidan expresarte con tu verdadero tono de voz. El hecho de que tú seas una persona excepcional tendrá consecuencias. He aquí la primera: tu entorno se sentirá impotente. La segunda: verán reflejadas sus propias debilidades en la búsqueda de tus fortalezas. Y como resultado, su actitud será devaluarte. Es decir, calificarán tu manera de ser singular y excepcional como difícil y solitaria. Así es como te verán, anclados en su propia debilidad. Pero tú seguirás adelante, porque el viaje vital es tuyo.

Llegar a la cima del Everest es, efectivamente, un trabajo en solitario. Al final del camino estarás tú sola ante la cumbre, tu mente será tu mejor aliada. Por eso es importante que tengas bien definido tu carácter, quién y cómo eres; puesto que es lo que te ayudará a tener las cosas claras y hará que nadie te aparte de tu objetivo.

En el momento concreto al que me refiero en este capítulo yo no tenía pareja. Las personas de mi entorno me dieron a entender que iba a ser complicado encontrar a alguien, ya que «tu carácter impone». En fin…, estas palabras activan aquello que oímos tan a menudo, que «los hombres se asustan ante una mujer con carácter». Automáticamente se despertó en mí el recuerdo de épocas pasadas, cuando las mujeres eran tratadas como parias y se las marginaba de la sociedad. Así me sentía yo, marginada por tener carácter. Dediqué mucho tiempo a pensar cómo poner remedio a defecto tan espantoso…

Si quiero ser una damisela a quien puedan rescatar, mi carácter rebelde no es buena propaganda de marketing, a menos que me venda como una criatura a la cual atrapar y someter…

Qué curiosa la visión que tenía de mí misma como una mujer indomable, que necesita que la pongan en vereda.

ESE ENDEMONIADO CARÁCTER

Sobre el carácter la ciencia dice otra cosa. El carácter es aquello que define tu forma de ser, no porque seas propiedad de nadie, sino porque muestra aspectos que son estables en el tiempo. El carácter te identifica, te posiciona ante los demás; te ayuda a poner límites y a saber cuándo no quieres que se traspasen. En casos de discusión entre una pareja, es normal que la culpa recaiga en la mujer que tiene carácter. Corremos el peligro de activar el rol de mártir, como ocurría en la Edad Media cuando se veía el martirio como vía para la salvación. Yo sabía que nadie me iba a salvar, no existe un salón de la fama de las mujeres que sufrieron para satisfacer a su entorno.

Nunca se elogia el carácter de una mujer (incluso puede provocar rechazo). Por el contrario, cuando se refiere al hombre el carácter adquiere un significado positivo que ensalza la personalidad. Tener carácter es una cualidad varonil aceptada socialmente. No tener carácter es ser un *calzonazos*.

Ante una frase como «no hay quien te aguante», no hace falta preguntar quién la dice a quién. No obstante, aunque los tópicos deformen nuestra visión del mundo, la ciencia ha demostrado que el carácter viene definido desde el nacimiento a través del código genético de nuestros antepasados. Al nacer estamos predestinados en un 40-60 por ciento. De mi código genético depende que yo sea atrevida, curiosa, impulsiva, ordenada, caótica, extrovertida, tímida... Y el carácter naturalmente influye en nuestro comportamiento, que hace que nuestra conducta social revele cómo somos.

En un ambiente opresivo, una mujer sumisa u obediente se convertirá seguramente en una mujer débil. No por naturaleza, sino por el entorno en el que vive. En ese mismo entorno, una mujer valiente y decidida se convertirá en una mujer incomprendida y depresiva. Ambas tipologías tienen algo en común: el pesimismo, que es el caldo de cultivo para una baja autoestima.

Antes de subir el Everest, el chequeo personal tiene una gran importancia. Principalmente los pulmones, ya que en ellos se concentra tu capacidad de respirar, mantener tu mente clara y tu cuerpo caliente. Lo mismo ocurre en el viaje vital. En el ascenso personal, mis pulmones me dan voz. Mi voz hará que se me escuche y hablará sobre quién soy. Si preparo mi travesía montaña arriba sin carácter ni saber con seguridad quién soy, seré un ser ciego y torpe expuesto a los elementos climatológicos. La montaña me lanzará por los aires y caeré al vacío.

Por consiguiente, es sumamente importante conocer el entorno en el que vivimos, ya que tiene consecuencias directas en nuestra forma de ser. Si es violento, es normal que te comportes como si vivieras en una jungla y por eso te mostrarás irascible. ¡Mostrarás tu carácter para defender tu territorio! Llega un momento en que a todos nos cabrea que sea siempre la langosta grande la que avance porque tiene pinzas grandes. No importa si las tuyas son pequeñas. Muéstralas, defiende también tu territorio.

En el fondo, una relación de pareja es como una lucha entre langostas. No importa el tamaño de las pinzas, lo que importa es establecer límites que mantengan a cada cual en su sitio. Si esto no se marca bien desde el principio, se creará una dependencia emocional que destruirá internamente todo lo bueno que la convivencia pudiera construir.

No debemos repetir esquemas heredados. De hacerlo, cualquier relación nacerá viciada. Sea cual sea nuestro código genético, no debemos entregar la llave de nuestra felicidad a otra persona, pues al hacerlo nos situamos en clara inferioridad. Y entonces nos convertimos en víctima. Víctima, menuda palabra. Pertenece al lenguaje de la guerra. Una víctima es un ser vencido, y el enemigo se concede el derecho de hacer lo que le dé la gana con él. Y ya sabemos qué les ocurre a las víctimas en un ritual, van directas al cadalso.

En el lenguaje de montaña, la cordada es un grupo de alpinistas que van unidos por una cuerda para asegurar la progresión. Tu compañero de cordada es alguien imprescindible para progresar. En mi vida personal, yo confundí este término, «compañero», con el hecho de tener pareja. Pensé que necesitaba una pareja para llegar a la cima, y así se lo hice saber. El resultado fue que encontré un competidor, no un compañero. Sus carencias y sus debilidades a la hora de emprender su camino se transformaron en la necesidad de frenar el mío. Como una reacción natural de causa y efecto.

Yo por entonces me desnudé ante mi pareja y le descubrí mis sentimientos. Le revelé mis miedos, mis inseguridades. Me desnudé del todo hasta quedar sin protección. Eso me convirtió en una víctima fácil, no porque mi pareja fuese a hacerme daño, sino porque en sus manos puse lo más frágil que yo poseo. Esto me sirvió de lección, que he procurado no olvidar jamás.

No esperes que sea tu pareja quien te ayude a superar los miedos. Tus miedos son tuyos, a ti te corresponde eliminarlos uno a uno, te cueste lo que te cueste.

Durante mucho tiempo fui una mujer manipulada y a la vez manipuladora. La manipulación se suele atribuir como algo natural a la mujer, cuando en realidad es un precursor silente de una relación tóxica con su entorno.

Nadie me quitará el cetro

Hace unos años viajé a Irán. Al ver en las calles un ambiente festivo, pregunté qué se estaba celebrando. La respuesta me dejó sin palabras. Estaban celebrando que la mujer ya era considerada por la ley como algo de cierto valor. Dicho así, la frase necesita una explicación. Antes de emprender ese viaje a Irán había leído un libro para informarme de aspectos relevantes que me convenía conocer. Describía con mucha claridad que la mujer en Irán no era considerada una persona, sino un objeto y, como tal, sin derechos reconocidos. De ahí mi sorpresa cuando vi la algarabía en las calles al llegar.

¡Celebraban que el Gobierno concedía a la mujer el derecho de ser persona! Valía menos que el hombre, naturalmente, pero con cierto valor: la mitad que el hombre. Y esto afecta también a algo tan concreto como el hecho de cometer un crimen contra un hombre o contra una mujer. Por ejemplo, si un delito cometido hacia un hombre está penado con diez años de cárcel, por el mismo delito perpetrado hacia una mujer se aplicaría la mitad de la pena. Porque, a efectos legales, vale la mitad que el hombre.

¿Podemos soportar, sin estremecernos y en pleno siglo XXI, que la ley en Irán o en cualquier otro país determine que la vida de una mujer vale la mitad que la de un hombre? Pero aquí, en España, seguimos oyendo afirmaciones que también deberían estremecernos; por ejemplo, que una mujer con carácter... es de trato difícil. Lo más cómodo para el hombre es que la mujer se muestre tal como fue creada: fruto de una costilla de Adán. Fuerza, carácter, rebeldía, orgullo, cualidades que no encajan con la naturaleza femenina. La mujer debe ser dulce, suave, blanda como un peluche. El hombre ha nacido para ser guerrero. Y la mujer, posada del guerrero. Así era en la Edad Media, así sigue siendo hoy; aunque ningún hombre lo admita. El hombre moderno ha cambiado la armadura por un traje de diseño y el caballo por un coche de alta gama. ¿Dónde estamos nosotras? ¿Esperando en la torre, peinando nuestra larga trenza hasta que el caballero nos rescate?

Contar la historia del hombre en los distintos periodos de la civilización es fácil. Las cualidades del héroe siguen siendo las mismas de siempre: honor, gloria, valor. La épica se ha encargado de transmitirlas a lo largo de los siglos. Sin embargo, la historia de la mujer requiere empezar de cero por el simple hecho de que no tiene historia, ya que nadie ha querido contarla. Solo buscando entre viejos estantes de bibliotecas centenarias descubrimos que hubo mujeres que tenían su propia voz. Hicieron de la opresión virtud y del silencio un grito de libertad. Para mí, descubrir a Christine de Pizan fue motivo de celebración.

El mito griego de Atalanta e Hipomenes se me atragantó. Atalanta era una joven consagrada a la diosa Diana y destacaba por su fuerte carácter. Era una extraordinaria cazadora, velocísima en la carrera, fémina rebelde e indomable. Dispuesta a no casarse.

Durante una expedición de caza se enamoró de Hipomenes hasta el punto de disimular sus cualidades como cazadora y dejar que su amado ganase la carrera. Olvidando su voz interior se entregó a él ese mismo día en el templo de la diosa Cibeles. Esto provocó la ira de la diosa, que como castigo los transformó en leones destinados a tirar eternamente de su carro.

La historia de Atalanta me hizo darme cuenta de todas las ocasiones en que yo anulé mi carácter para hacer sentir más poderoso y fuerte a la persona que estaba a mi lado. No me daba cuenta de que poco a poco yo me iba haciendo pequeña. Acabé por transformarme en estatua de piedra como la que tira del carro de Cibeles.

En el pasado, cuando alguna de mis parejas me decía: «eres rebelde» a modo de reproche, yo me encontraba en un camino sin salida. ¿Cómo responder a eso? ¿Qué significa ser rebelde desde la perspectiva de un hombre? La respuesta que rondaba en mi cabeza me producía tal pánico que me costaba respirar. No por el hecho en sí mismo, sino porque oía las mismas palabras que años antes me dijeron mis padres. Eres rebelde, eres indomable. Con el tiempo, las palabras fueron subiendo de tono. Vete a la puta calle..., resonaba en mi mente como un eco que procedía de lejanos tiempos de adolescencia. Que mi familia me echara a la calle era un terror con el que aprendí a vivir. Si no estudias, te irás a la puta calle. Si no sacas buenas notas, te irás a la puta calle. Si no te sabes comportar, te irás a la puta calle.

No voy a crucificar a mis padres por enseñarme lo que es la manipulación, pero no les libero de responsabilidad. Formamos parte de una cadena de crianza que viene de siglos atrás. Yo copié a mis padres, ellos a los suyos, y así sucesivamente. Todos somos responsables. No juzgué a mis padres, aprendí de ellos y por eso estaré eternamente agradecida.

¿Había dejado mi casa, mi familia, mi país para volver a oír las mismas frases en boca de un hombre? ¿Lo que me decía mi padre porque era la autoridad patriarcal habría que seguir oyéndolo en boca de mi pareja? No estaba dispuesta a ello. Me costó años dar el primer paso para alejarme de un entorno dañino y tóxico que me anulaba como persona. Me costó muchas lágrimas conseguir no temblar al recordar esos episodios, que marcaron mi vida más tiempo del necesario. Cuando por fin conseguí que no me temblasen las piernas, decidí que ya nadie me quitaría el cetro. Cuando alguien te amenaza con echarte a la calle, lo hace porque sabe que eres frágil y conoce el miedo que te producen la soledad y el desamparo. Juega con eso de forma cruel y despiadada. Antes y ahora, sigue habiendo un lenguaje que en boca de un hombre suena distinto a cómo suena en boca de una mujer. Cuando una mujer te dice: «Con tu carácter y temperamento es imposible que un hombre te manipule», no sabe de qué está hablando. Cuando eso mismo lo dice tu suegra, ella sí sabe de qué está hablando, pero no quiere reconocer que también ella sufre lo mismo. Y si además añade: «Algo habrás hecho para hacerle enfadar», más vale salir huyendo. Y es lo que hice.

Si me defino como víctima, ¿qué poder aspiro a tener a partir de esa palabra? No podría levantarme y luchar por mi esencia. Una víctima espera a que alguien la ayude, espera a que alguien fuerte la vea, la reconozca y la proteja. Esto fue lo que yo hice al principio, me pareció bien mientras esperaba sanarme. Hasta que un día tomé la decisión de no ser más una víctima, sino dueña de mi destino. Me convertí en amazona. Solté la pesada carga llamada manipulación con la firme voluntad de que nadie me quitara nunca el cetro de mi feminidad y me hiciera sentir débil por el hecho de ser mujer o insoportable por el hecho de tener carácter. El molde será una palabra que seguiré usando en la cocina, cuando quiera moldear madalenas de chocolate. Pero en ninguna otra circunstancia permitiré que nadie moldee mi carácter o mi personalidad.

«Cállate la puta boca». «Vete a la puta calle». «No hay quien te aguante». «Aquí se hace lo que diga yo». «Controla tu carácter». «Eres ingobernable». Todo eso ha quedado, simplemente, en frases dichas por imbéciles acomplejados. Ya no me hacen daño. Las he metido en el baúl del polvo y de la ceniza para que se pudran juntos.

VÍCTIMA POR DEFINICIÓN, GUERRERA POR DECISIÓN

En este capítulo también me propongo hablar de chantaje y de manipulación, si bien aclaro que no es mi intención abordar el tema de la violencia de género (que ya se ha convertido en una tragedia para muchas mujeres). Lo que quiero contar aquí es cómo establecemos con nuestro entorno una relación de manipuladores y manipulados, y cómo intercambiamos los roles según nos convenga.

Así quedó escrito en el informe de mi psiquiatra: «Víctima de manipulación crónica. Maltrato psicológico progresivo».

Ante este diagnóstico mi reacción fue de asombro:

—¿Yo, víctima de maltrato? Pero si tengo mucho carácter...

La psiquiatra me miró, no dijo nada. No había nada que decir. El tiempo pondría cada cosa en su sitio. Hay cosas que no se pueden explicar, solo el tiempo ayuda a entenderlas.

Como consecuencia de mi baja autoestima y mi debilidad emocional, le entregué el poder al hombre que entonces era mi pareja. A través de él fui consciente del caldo de cultivo que se había ido formando en mi entorno familiar y por el cual me acostumbré a nadar hábilmente en el chantaje emocional. Así me fui convirtiendo en una gran manipuladora.

Poco a poco, pasé de sentirme perdida, humillada y furiosa a encontrar el camino de salida. Libre, por fin. Nunca más buscaría en una relación amorosa un refugio para mi soledad. Nunca más buscaría en el amor una huida del fracaso y de la vergüenza. De cuantas palabras tuve que borrar de mi diccionario cotidiano, una ocupaba el último lugar por orden alfabético: «zombi». Exactamente lo que yo era: una zombi emocional. Quería desaparecer, me sentía agotada. Despersonalizada. Repito: despersonalizada. Como si estuviera fuera de mi cuerpo. Con nadie a quien agradar. Me miraba en el espejo y no me reconocía. Había muerto. Entonces me acordé de aquella frase que oí un día en una maravillosa película: «La muerte no es el final de una historia; deja huellas», y seguimos las huellas que seguimos sin preguntarnos por qué.

Levanté de nuevo la cabeza, y esta vez sí me reconocí en el espejo. Mirándome fijamente a los ojos, dije en voz alta: «No seguiré tus huellas. Iniciaré mi camino y dejaré mis huellas». Ese día supe que me despedía del pasado, el pasado lejano y también el cercano. Mi vida, a partir de ahora, la iba a conjugar en futuro.

Busqué ayuda, necesité terapia. El primer consuelo que obtuve apareció en forma de revelación: Sísifo. Un cuadro de Tiziano del siglo XVI y que yo no conocía. Ocurrió un día de otoño, precioso y soleado como suele ser el otoño en Madrid. Visité el Museo del Prado con ocasión de una exposición dedicada al pintor italiano. Yo estaba hundida en una tristeza infinita, pero aun así decidí salir, pues el Prado ha sido mi refugio en momentos difíciles de mi vida. La exposición se centraba en las obras mitológicas que Tiziano pintó para el rey Felipe II. Lo que mostraban no era nada nuevo. El desnudo femenino en distintas posturas y colores. En todas ellas, el hombre era el protagonista. Ya fuera en la figura de Zeus o de cualquier otro amante, el personaje masculino predominaba sobre el femenino: Dánae penetrada por Zeus a través de la lluvia de oro; Europa montada por Zeus camuflado en forma de toro; Venus suplicando el abrazo de Adonis…, y así todas las pinturas. En la mitología ya sabemos lo que pasa: donde hay una mujer, ahí está Zeus al acecho. La exposición era maravillosa; digno de elogio es el esfuerzo que hizo El Prado por reunir obras procedentes de museos de otros países.

Después de ver la exposición seguí recorriendo otras salas y me encontré frente a un cuadro que me causó un gran impacto, *Sísifo*. También era de Tiziano, pero nada que ver con la seducción amorosa de Zeus. Leí la información acerca de quién era Sísifo. De repente, lo entendí todo: mi vida, a mis padres, a mi pareja. Entendí lo que me estaba pasando.

Igual que Sísifo, me esforzaba inútilmente por empujar una roca hacia arriba que caía de nuevo al mismo sitio del que yo volvía a levantarla. Absurdo. Era absurdo luchar contra los prejuicios de quienes están convencidos de que la razón está de su parte. Y la razón es tan poderosa que es capaz de producir monstruos. Mi padre, mi madre, mi pareja me querían no por cómo yo era, sino por cómo querían ellos que fuese. Como Pigmalión. El absurdo de lo imposible. No importaba lo que yo hiciera, pues toda yo estaba manipulada por la búsqueda constante de aprobación. Necesitaba tener a alguien a mi lado diciendo: «Qué bien lo haces». Pero ese elogio no llegaba nunca, Y la roca caía de nuevo a su lugar de origen. Esperaba que me *vieran*, pero yo era transparente. No importaba lo que hiciera ni lo mucho que me esforzara por destacar y ser valorada por ello. Nadie me veía. No existía.

Un museo es un lugar de memoria. Había entrado en él buscando refugio, y salí con ganas de escribir mi propia historia. Limpiar mi propia memoria.

Voz en off

Quién era yo ya lo sabía. Quién no quería ser lo había aprendido. La lección más valiosa de todo lo que viví dentro y fuera de mi familia se resume en esta frase: el cetro es mío, lo sostengo yo. Aunque he asimilado que en torno a mí siempre habrá quienes deseen que el cetro se me caiga, lo sostendré con fuerza. Nadie volverá a quitarme mi seguridad y autoestima. Nadie me hará temblar ante cualquier tipo de amenaza. Voy a tomar el control de mi vida.

Perder el control sobre ti hace que no sepas quién eres. Escuchar tanto ruido exterior enturbia tu luz interior y te hace dar pasos en falso. Dudar es bueno, señal de que te sientes libre ante distintas opciones. Pero duda por ti misma, no por las opciones que otros pongan ante ti. El ruido exterior te despersonaliza y acaba por robarte la voluntad de incluso mirarte en un espejo.

Cuando por fin decides dar el paso, vienes a la consulta con miedo y con la maldita voz en *off* que se oye a lo lejos. Se activa cuando no quieres tener conflictos con tu entorno. Para qué vas a tocarte la cara..., yo te veo bien. Para qué perder kilos, yo no te veo gorda. Para qué quitarte la celulitis, con esa ropa nadie la ve. Para qué si a mí me gustas así. Y entre tantas voces en *off* que picotean tu mente como malditos buitres, te quedas paralizada e incapaz de decir: «¡Basta!». Al escuchar la voz de los demás, estás silenciando la tuya.

**Si haces grande al otro por encima de ti,
tú te haces pequeño hasta que acabas por dejar
de existir.**

5

CUERPO

Dejas de existir para poder vivir

Querer desaparecer es para mí algo más terrible que la propia muerte, pues se llega a perder la conciencia de lo que hay alrededor. Esto me ocurrió después de una etapa en la que cedía constantemente ante el deseo del otro, hasta el punto de convertir mi vida, que empezó siendo maravillosa, en un sobrevivir encerrada dentro de una diminuta habitación de apenas metro y medio. No me podía levantar ni acostar. Mi sensación era la de estar viviendo en un inframundo. Me sentía atrapada y diminuta. Sentía que mi existencia no era real.

Cuando superas los ocho mil metros de altura, el oxígeno en la atmósfera disminuye. Si no llega suficiente oxígeno a tu cuerpo, las zonas distales como los dedos de los pies estarán en peligro de congelación y necrosis. Sin oxígeno, tendrás alucinaciones, estarás más cansado, te irás alejando de la realidad y podrías experimentar distanciamiento de tu cuerpo. En definitiva, de pura extenuación llegas a no sentir nada. Te observas desde lejos y corres el riesgo de convertirte en un autómata.

Durante una época de mi vida esto es exactamente lo que ocurrió. Se me acabó el oxígeno. Trataba de respirar, pero mis músculos intercostales se quedaban congelados por la falta de estímulo. No había nada en mi vida que me empujase a seguir mi travesía vital. No tenía ningún incentivo para llegar a un sitio concreto. No había cumbre que abrazar ni destino al que llegar.

Una vez quitada la marca que el *ganadero* me había puesto porque era de su propiedad —recuerda el significado de carácter: «marca de propiedad»—, entonces empecé a vivir. Dejé de existir como objeto y comencé a buscar mi sitio en el mundo. Aún no sabía cuál era ni dónde estaba. Desconocía también si el sitio que me correspondía era grande o pequeño. Lo que importaba era que dejé de ser objeto para empezar a ser sujeto, y no me quedé ahí siendo parte del ganado ni me dio miedo enfrentarme a bueyes más grandes que yo. El territorio. Tendría que luchar por él, nadie me lo iba a dar a cambio de nada.

A esto lo llamo yo necesidad de morir para empezar a vivir. Morir no siempre significa dejar de vivir, sino todo lo contrario. A veces es necesario desaparecer de un entorno y borrar las huellas para siempre. Si no lo hacemos, volvemos al mismo contexto una y otra vez porque nos sentimos incapaces de dirigir nuestros pasos hacia un lugar distinto y sin la compañía de nadie. La zona de confort a la que nos han acostumbrado actúa como una trampa. Da vértigo emprender un camino nuevo donde las únicas huellas son las tuyas. Nadie puede recorrer ese camino por ti, sino tú. Aquello de «caminante no hay camino, se hace camino al andar» es mucho más que un poema que leemos en la adolescencia. Es la puta verdad.

Este capítulo va de lo que significa *existir*. Es decir, sentir cómo tu tórax se expande para tomar aire en el camino de ascensión de tu vida. Este capítulo trata de lo importante que es ser consciente de tu cuerpo para realizar tu travesía. Sentir cómo te sientes y verte tal como eres a través de tu propio espejo.

Es estas páginas iré contando el proceso que he experimentado conmigo misma hasta llegar a ser conocedora de cada centímetro de mi cuerpo. Un cuerpo que se había quedado adormecido después de la tempestad hasta tal extremo que estuve a punto de perder algún que otro dedo, pero… finalmente me acordé de respirar. Me percaté de que yo disponía de oxígeno. Solo tuve que abrir la válvula de mi aceptación, que hasta ese momento había estado cerrada.

MI DESINTEGRACIÓN

En algún momento tenemos que enfrentarnos a la pregunta: ¿quiero simplemente existir o quiero de verdad vivir? Parecen sinónimos, pero no son lo mismo. Soy adulta, así que he diseñado libremente mi viaje. Al principio me faltaba valor y poder de decisión. Lo primero que me propuse fue conseguir ser como los demás. No podía destacar. No debía llamar la atención. Esto me costó muchísimo trabajo. El resultado de tales denuedos fue un agotamiento absoluto: cansancio tanto físico como mental. Me sentía profundamente abatida. Todo lo que ocurría a mi alrededor tomaba forma de problemas irresolubles. Luchar contra ellos me era imposible, cualquier tipo de esfuerzo resultaba extenuante.

Mi despersonalización tenía un origen desconocido, mejor dicho, todavía no estaba preparada para la verdad: yo era la responsable de mis actos y sus consecuencias. Y puesto que no estaba preparada para enfrentarme a esa realidad, mi conciencia decidió apartarse y dejar solo un cuerpo, que cual autómata interactuaba con su entorno, sin motivación ni energía algunas. Repetía una y otra vez los mismos movimientos, consciente de que mi autoestima cada vez era más baja. Debía enfrentarme a la verdad, pero no sabía cómo.

Al verme en el espejo comprobé que no había reflejo. La ausencia de imagen me convertía en un vampiro que succionaba su propia sangre. Se utilizaba a sí mismo para alimentar a su entorno. Y al no poder yo contemplarme, tampoco podía iniciar un proceso de reflexión. Me era imposible asociar mi presencia física con la razón de mi existencia. Recurrí a la matemática, siempre funciona. O eso dicen. En matemáticas, para encontrar la solución a un problema se empieza por la variable conocida. En mi caso, la variable conocida era mi entorno, y yo, la variable desconocida. Así que traté de resolver mis problemas matemáticamente. Pero el resultado fue una catástrofe: me di de bruces y me rompí la crisma. No había calculado que mis problemas no requerían una solución matemática, sino emocional. No estaba preparada para ello. Era una analfabeta emocional. Me sentía aterrorizada ante la idea de verme y mirarme a mí misma. Esta sensación es lo más parecido a la asfixia, no se me ocurre palabra más precisa para describirla. Eres incapaz de respirar, te falta el aire porque lo único que recibes de la gente que te rodea son críticas, reproches y palabras destructivas. Intentas luchar para transformarlas en algo bueno, pero te das cuenta de que eso no sucede. Nunca llegas a agradar a las personas de tu entorno familiar, social o laboral, por mucho que lo intentes. De pronto, un día te sientes como Tántalo, aquel héroe mitológico que extiende la mano una y otra vez para beber de la fuente que se aleja y para coger la fruta del árbol que nunca está a su alcance. Es una maldición. Existes. Pero no vives.

Me sentía insegura con la percepción que tenían de mí los demás, necesitaba recibir valoración de mi entorno constantemente. Yo no me aceptaba como era y, por consiguiente, no quería que nadie me conociese. Tenía el convencimiento de que, si descubriesen mi verdadero ser, si supiesen de mi miedo a quedarme sola y de mi necesidad de ser querida, me abandonarían. Todo ello aumentaba mi inseguridad.

Sin embargo, puesto que tienes carácter y mucho empeño, sigues intentándolo una y otra vez imitando a los demás. Quieres agradar. Lo único que deseas es obtener su aprobación, necesitas que te acepten. Así, poco a poco, pierdes tu esencia y ya no sabes quién eres. Hasta que un día te miras en el espejo y no te reconoces. Solamente ves lo negativo de tu existencia: miedo, creencias que te aprisionan, falsas expectativas, necesidad de amor. Mis relaciones personales seguían siendo caóticas y dramáticas, con la manipulación siempre al frente. Ansiaba la aprobación, pero esta no llegaba. Lo que estaba buscando inconscientemente era la felicidad. Y la felicidad no se busca ni se encuentra. La creas tú misma.

Hasta que, por fin, lo entendí recorrí un largo túnel de oscuridad. Fue un doloroso proceso que se reflejó a nivel físico. Mi voz bajó un tono. Su ritmo y cadencia también disminuyeron. Yo, que hablo a gran velocidad e incluso me trago palabras de lo rápido que hablo, notaba cómo mi voz iba bajando hasta sentirme completamente anulada. Al tocar mi cara delante del espejo no conseguía verme, tampoco sentía nada. Quería desaparecer.

SI NO ACTÚO PARA TI, ENTONCES... ¿PARA QUIÉN?

Empecé a entender las reglas del juego el día que decidí borrar esa maldita marca de propiedad. Dolió mucho, como cuando uno va a quitarse un tatuaje que se hizo un día creyendo que sería para toda la vida. Hablo en clave metafórica, aunque en el fondo no lo es tanto. Esto es exactamente lo que pasa cuando uno se deshace de la marca de propiedad: te quedas desnudo ante el mundo y en la más absoluta soledad. Sola ante el precipicio. En la inmensidad del vacío. Cuando eso ocurrió, no quería despertarme para empezar el día. Me daba igual que fuera de día o de noche. Deseaba perderme en la oscuridad de mi conciencia. Tantos interrogantes, todos ellos sin respuesta, me dejaban incapacitada para levantarme de la cama.

—He dado el paso. He roto mis ataduras. Soy libre...

Y a continuación:

—¿Para quién hago el esfuerzo de sentirme bien? No hay nadie a mi lado, nadie a quien agradar.

Fui educada para ser aceptada por mi entorno y para ser tratada como una princesa. De repente, me encuentro sola por la obsesión de querer saber quién soy. Soy mujer. Inteligente. Con carácter y poder de decisión. Quiero agradar, deseo que se reconozca mi mérito porque soy buena profesional. En lugar de reconocimiento, me llegan reproches por tener demasiada personalidad. Escuchaba voces que retumbaban en mi cabeza a modo de eco de aquellas frases que oía cuando vivía en casa con mi familia: «Siendo como eres, te quedarás sola..., una mujer necesita tener pareja..., pero con esa personalidad tan fuerte nadie querrá estar a tu lado...». De todas esas frases, algunas todavía martillean en mi cabeza de forma persistente: «Debes comportarte como una señora, saber ceder. No impongas tu voluntad, necesitas ser amada...».

Analizadas ahora con la perspectiva del tiempo, comprendo perfectamente lo que estas palabras provocaban en mí: dependencia emocional y una inseguridad tremenda por la imagen que los demás tuvieran de mí. Cuando crees que tu felicidad depende de cómo te vean los demás, sientes que te tambaleas y no tienes dónde agarrarte. Entonces cedes porque no tienes más remedio. Si no quieres quedarte sola el resto de tu vida, cedes y haces lo que otros esperan que hagas. Esto, también, se llama morir.

Esa muerte pasa por varias fases, no se produce de repente. Obsesionada por ser feliz, sigues el credo que te han enseñado en casa: comportarte como una señora y agradar. Solo así encontrarás al príncipe que vea en ti a la princesa que eres y te protegerá. Una mujer necesita protección. Y la protección exige sumisión, es el pago natural que se pide a cambio. Efectivamente, encontré a mi príncipe. Y fue nefasto. ¡Un auténtico desastre! Porque nadie te dice la verdad. Y la verdad es que…, lo que llega de forma natural junto con tal protección es la sombra del insulto, de la infravaloración, de la desconsideración…, *no estás a la altura*.

Este es el momento de empezar a crear tu propio lenguaje: amor propio. Quererte a ti más de lo que nadie será capaz de quererte. Hasta que no lo consigas, estás perdiendo el tiempo y luchando contra una quimera. Al mirarte en el espejo debes reconocerte. Amor propio y reconocimiento fueron las dos primeras palabras que escribí en ese diccionario que empecé el mismo día que decidí dejar de existir para empezar a vivir. Nunca pensé que con ello arrancaba el viaje que me ha traído hasta aquí.

Casi todos los días veo en mi clínica a pacientes que no se reconocen. No se atreven a mirarse en el espejo por miedo a ver en él una figura que les resulte extraña: «¿Esa soy yo...?». Cuando esto ocurre, me identifico con ellas (o con ellos). También yo me hice esa misma pregunta hace años: «¿Esa del espejo soy yo?». Me di cuenta de que estaba realizando el viaje de mi vida como polizonte, no como piloto. El barco lo dirigían otros, y el destino era incierto. No veía el horizonte, sino sombras de mí misma que tenían muy mal aspecto.

Mi cuaderno de bitácora

Así fue el principio de mi verdadero viaje vital. Ese día me convertí en piloto, yo sujetaría el timón y marcaría el rumbo, decidiría la ruta, escogería el destino, marcaría las paradas y, sobre todo, elegiría a quién quería que me acompañara. Porque es un viaje sin retorno. Una vez lo empiezas, el horizonte te va guiando. No hay vuelta atrás.

Durante el viaje vas soltando lastre. Miedos, creencias, tópicos, roles impuestos, falsas expectativas..., todo eso va cayendo por la ladera. Y mientras desaparecen, palpo cada parte de mi cuerpo. La pregunta que hasta ahora me había hecho, «¿Esta soy yo?», ahora por fin tiene respuesta. Sí, *esta soy yo*. La de ahora. La que no lleva equipaje estéril. Atrás quedan Sísifo y Tántalo, quienes luchaban inútilmente por subir la roca y agarrar la fruta del árbol. Atrás quedan Adán y su estúpida costilla. Y atrás queda el castillo donde vive el príncipe con sus bufones. No quiero un palacio, me quiero a mí.

Empecé como un alpinista inexperto, al que rescatan tras perderse en la montaña. Mi conciencia volvía a mí. Comencé a verme y percibirme. Era *yo*, no sabía todavía cómo era —eso lo descubriría más adelante—, pero estaba ahí. Vi a una extraña, cuyo rostro reflejaba agradecimiento, ganas de vivir, amor y mucha curiosidad. El yoísmo empezó a dar sus primeros pasos. Mi primera decisión fue conocer a esa extraña delante del espejo, escucharla y cuidarla. Había estado mucho tiempo perdida en un glaciar. Ahora que al fin había regresado a mí, al presente, todo mi tiempo lo emplearía en valorarme a mí por encima de todo.

Un día volví al Museo del Prado para contemplar esos cuadros que había visto años antes, cuando llegué a Madrid. Sísifo. Tántalo. Prometeo. Atalanta. Adán. Saturno. Sobre todo, Saturno. Este fue el que más me impresionó. La primera vez que lo contemplé me produjo escalofríos. Un padre devorando a su hijo, qué barbaridad. Ahora, con una mirada renovada, no estaba viendo a un dios que engullía a su hijo, sino que me veía a mí poniendo las cosas en su sitio. Sonreí delante de Sísifo… No volveré a empujar ninguna roca. Sonreí delante de Tántalo. Él sigue en el infierno tratando de llegar al árbol, pero yo me buscaré mi propio alimento. Sonreí ante Prometeo… No necesito que me traiga el fuego. Aprenderé a hacerlo yo misma. Y Atalanta…, ay, la montaraz y rebelde atleta. La pobre cayó en la trampa de recoger la manzana de oro. Un príncipe siempre engaña, querida Atalanta, no te creas nunca la palabra de un príncipe. Mira cómo has terminado, tirando del carro de Cibeles, convertida en león junto a tu amado Hipomenes. ¡Nunca hay que perder el sentido común! Las pasiones no traen nada bueno. Te lo digo yo…, que soy pura pasión. Pero voy aprendiendo.

Al salir del museo en dirección al Paseo del Prado, me senté en un banco para anotar en mi libreta las siguientes palabras: aceptación, ansiedad, aprobación, reconocimiento, opresión, autoexigencia, depresión, tristeza, inseguridad, frustración, autoestima. Taché todas, menos una. Subrayé con color rojo «autoestima». La única palabra que todavía hoy sigue siendo esencial en mi vida. Todas las demás se quedaron en las paredes de la pinacoteca. Siempre estaré agradecida al Prado por haberme ayudado a entenderme a mí misma. A verme a través del espejo de las pinturas que cuelgan de sus paredes, a mirarme y a dialogar conmigo, lo cual siempre me había dado un miedo atroz. El espejo del arte me permitió dejar de escuchar la voz en *off* que me repetía lo que debía y no debía hacer.

Y hablando de espejos…, vamos al espejo que más importa.

Mi vagina es lo que de verdad me dice quién soy. No miente. La vagina no escucha voces en *off* ni se deja arrastrar por condicionamientos sociales o familiares. Es la única que no distorsiona la realidad. Por eso merece la pena dedicarle atención.

La vagina, la cara y el cuerpo son mi tríada capitolina. Júpiter, Juno y Minerva reinan en el Olimpo. En mí reinan mi vagina, mi cara y mi cuerpo. En ellos entra solamente quien yo quiero. Nadie más. ¿Conoces la puerta de entrada? ¿Te has mirado la vagina con la atención que merece? Si no conoces tu vagina, ¿cómo vas a saber quién eres? Ocurre a veces que alguna paciente acude a mí para someterse a un rejuvenecimiento de esa parte tan íntima. No obstante, cuando le pregunto qué quiere exactamente, no sabe contestar…, porque no tiene ni idea de cómo es su vagina. ¿Qué quiere, que lo sepa yo? ¡Pero si no es mi vagina! Cada persona tiene que conocerse lo suyo. Nada hay más íntimo en una mujer que esa parte tan maravillosa que es una fuente de placer.

—Mírela usted y haga lo que considere oportuno…

—¡Pero esto no es como hacer una depilación, cojones!

La vagina es la parte fundamental de tu cuerpo que te permite marcar tu yoísmo, reconocerte en tu propio ser y saber quién eres en cualquier situación. Es la puerta de entrada a tu mundo, a tu universo y a tu territorio. Solo tú decides quién entra y sale. La vagina constituye tu templo más sagrado, y tú eres la diosa.

No saber qué vagina tienes es como dejar el poder en manos de un tirano. Y ya sabemos de lo que es capaz un tirano. ¿Cómo pretendes reinar en tu vida si no conoces qué estancias hay en tu templo?

Si vives a base de expectativas, desaparecerás.

6

ESPÍRITU

No estás loca

Estoy loca.

Si locura es tener valor, osadía y agallas para no encasillarte en las definiciones de normas impuestas, entonces sin duda estoy loca. Esto puedo decirlo ahora, pero me ha costado años de trabajo personal. De tanto oírlo en boca de los demás con un tono de desprecio, acabas por creer que, efectivamente, estás loca y no tienes remedio. Eso te hunde en un pozo de vergüenza, de humillación y de dudas.

Las nuevas ideas se abren paso gracias a momentos descritos como locura. Así es como, a lo largo de la Historia, se han dado a conocer pensamientos y se han desarrollado acciones que estaban fuera de los cánones sociales. Y es que el propio término lo indica: canon significa «modelo aceptado como normal». Por consiguiente, todo aquello que no se considera como normal se tilda de locura. Si, además, dichos actos son protagonizados por una mujer…, razón de más para que sean incluidos en ese cajón de sastre llamado «locura». El paso siguiente es automático, es decir, de considerarlo locura se pasa a denominarlo histeria. Y aquí hemos topado con una palabra peculiar que, si atendemos a su etimología, como hemos hecho con otros vocablos a lo largo de estas páginas, es, en efecto, propia de la mujer. «Histeria» es un término griego que significa «matriz». Pero todos sabemos que cuando alguien llama «histérica» a una mujer no se está refiriendo a su condición de persona provista de matriz, sino más bien al desequilibrio emocional por el mero hecho de ser mujer. Y esto se hace muy evidente en cuanto una mujer reivindica la condición de mujer independiente y lo hace, además, con argumentos sólidos y fundamentados. Tal como ya quedó escrito en otro capítulo, defender con fuerza y convicción argumentos propios equivale a «tener un carácter fuerte y difícil».

De ahí que, en la vida cotidiana y con más frecuencia de la que nos gustaría, oímos frases como «estás loca» en boca de amigos y familiares cercanos. De tan habitual que es resulta inofensiva precisamente por la frecuencia con la que nos hemos acostumbrado a oírla. Ya ni siquiera nos molesta.

Décadas atrás, cuando la sociedad consideraba a la comunidad gay como individuos con una desviación sexual, a los hombres que osaban hablar abiertamente de su homosexualidad se les describía como «este es una loca». En efecto, en femenino, como si con ese género conllevara vergüenza, debilidad, ridiculez. Viene a ser algo parecido a lo que implicaba «ser un paria» en la antigüedad. El lenguaje cotidiano hace gala de muchas otras frases que han ido tomando posiciones, pero causan más daño del que creemos. Son como una gota que va perforando la roca poco a poco. Mira qué repertorio:

«Cállate la boca». «Con la boca cerrada estás más guapa». «Tú de eso no entiendes». «Nadie te ha dado vela en este entierro». «No te he pedido tu opinión». «Te crees muy lista». «Metes las narices en todo». «Se te va la olla». «Tienes mucha imaginación». «Háztelo mirar». ¿Continúo?

Y esto nos lleva, nada más y nada menos, que a un episodio bien conocido de la épica griega: el caballo de Troya. Cuenta Homero en la *Ilíada* que Casandra fue castigada por Apolo porque ella no cedió a sus deseos. Apolo se había enamorado de Casandra, sacerdotisa del dios de la luz. Para casarse con él, Casandra le pidió a cambio que le concediese el don de la adivinación, y Apolo se lo concedió. Pero en el momento de la verdad, Casandra prefirió quedarse soltera y no atarse a él por muy guapo que fuera. Así que Apolo se enfadó al ver que Casandra no cumplía con su palabra y le echó una maldición: «Serás profetisa, pero nadie te creerá». Y así fue. Tiempo más tarde Casandra advirtió en vano a sus conciudadanos del peligro que ocultaba el fatal caballo de Troya. Fue la ruina para los troyanos y el fin de toda una ciudad.

Estás loca. Fue esta la primera vez que una referencia literaria relacionó la locura con el sexo femenino. Las mujeres están locas…, y de la locura pasamos a la maldad y a la tentación del diablo que, desde la perspectiva religiosa, se asocian a la mujer. De Eva, heredamos la malicia. *Las mujeres son malas.* De la religión, la volubilidad. *Las mujeres no son de fiar.* De Casandra, la locura. *No creas lo que dice una mujer, no sabe lo que dice.* En la literatura y el cine abundan los perfiles psicóticos, quizá para que seamos conscientes de ellos. Pero ¿acaso sirven de algo tantas obras que abordan temas como, por ejemplo, la manipulación? ¿Ayudan a cambiar comportamientos? *Luz de gas* (1938), *Un grito en la niebla* (1960) y tantos otros títulos presentan a la mujer como un ser vulnerable, víctima de la manipulación del hombre que la hace dudar entre si lo que ve y oye es real o producto de su locura. *Eres una neurótica*, todo queda reducido a una frase.

La consecuencia de normalizar ciertas palabras es que acabamos considerando normales conductas que no lo son. Cuando un hombre da la espalda a una mujer porque no le interesa seguir escuchándola, empieza un modo de actuar que no tiene vuelta atrás. El lenguaje corporal dice mucho del trato que después se establece entre una pareja. Quizá sean tópicos, pero por regla general una mujer necesita hablar y espera que su pareja la escuche. No está bien que la pareja dé la espalda porque ya tiene suficiente. «No. No he terminado…». «No he terminado aún y quiero que me escuches».

La esperanza que nos queda para transformar la situación de incomprensión pasa por cambiar los filtros de la educación. Hemos heredado de nuestros padres la educación que ellos a su vez recibieron de los suyos y que luego pasaron por sus propios filtros. Si yo quiero modificar algo que he heredado y que no me gusta, tendré que hacerlo aun a riesgo de enfrentarme a ellos y oír palabras que me desagraden. Pero es necesario poner límites, decidir hasta dónde pueden llegar. Su libertad de inmiscuirse en mi vida, como padre y madre que son, termina donde empieza mi libertad.

Pero un buen gobernante no gobierna solo. Necesita consejeros, asesores, mentores, guías. Y esto es lo que yo busqué cuando me di cuenta de que sola era incapaz de reconducir mi vida. La independencia de mis pensamientos marcó diferencias con mi entorno. Había demasiada suciedad emocional que limpiar, y los muros que debía escalar se me antojaban imposibles. Necesité ayuda. La busqué en el *coaching*, en la psicología, y también en un sacerdote. Lo tuve todo. Anhelaba oír palabras que me sanaran por dentro. Había acumulado demasiado lenguaje tóxico a lo largo de mi vida hasta el punto de no saber distinguir qué era lo bueno y qué era lo malo de mi propia persona. Necesitaba volver a quererme. Había mantenido ocultos los guías de mi alma durante mucho tiempo por miedo a lo que pensasen de mí. ¿Era tal vez que no estaba bien de la cabeza? ¡Lo que faltaba, ahora que por fin tenía mi nacionalidad española! ¿Me iban a deportar? Cosas así me pasaban por la mente.

Cuando un montañista empieza una escalada, los pasos más difíciles son los mentales. Por ello, es imprescindible haber ejercitado el cuerpo y la mente por igual. Entrenar la psique es fundamental. Darle movimiento y músculo le ayudará a evitar que el miedo merme su ánimo en el momento que intente llegar a la cumbre.

Este capítulo marca la zona segura que has de construir para prepararte, aclimatarte y así poder ascender de una manera segura y saludable. Me refiero al campamento base donde poder recuperarte en la comodidad de un aire cargado de oxígeno: ese campamento base que se encuentra a gran altura.

Y toda esta referencia la traslado al nivel del mar en forma de ciudad vital. Lo hago más cotidiano. Dotaré a esta ciudad de cimientos, muros y palacios. Y mi objetivo es compartir contigo la construcción de la mía. Te daré los planos para que, si así lo deseas, puedas construir tu ciudad y dejes de estar a la intemperie sufriendo el embate de los elementos que adoptan la forma de exigencias de tu entorno. Es importante impedir que tu amor propio se sienta amenazado.

En busca de un traficante de madurez emocional

En España, acudir a un psicólogo equivalía a aceptar que no estabas equilibrada. Era algo tabú. Recuerdo que pedir a alguien que te diera el contacto de un terapeuta hace un tiempo era como intentar comprar alguna sustancia ilegal. Hablaba en voz baja para que nadie me oyera, por si acaso. Me acuerdo de un día en concreto. Miré a mi alrededor por si alguien me estaba escuchando y me atreví a preguntar a una amiga entre susurros:

—¿Conoces a alguien que me pueda ayudar? ¿Es buen profesional? ¿Dónde vive, me acerco yo a su casa? ¿Tú lo has probado?

—¿¡Yo!? Yo no lo necesito…, no estoy loca. Y te aconsejo que nadie sepa que vas a un psicólogo, no vayan a pensar que estás loca…

Esto me provocó una crisis interna muy dolorosa. Además de luchar contra mis propios demonios tenía que luchar con los demonios de otros. Acabé encontrando a la psicóloga perfecta, que además era experta en grafología. La letra dice mucho de quiénes somos. Cómo hablamos, cómo escribimos, cómo dibujamos representa un mapa mental muy ilustrativo. Lo que al principio parecía un juego, mediante dibujos en los que yo plasmaba recuerdos de mi infancia y de mi familia, pasó a convertirse en algo intenso, profundo y complejo.

Las sesiones trataban del inconsciente y empezaban a tener sentido. Hasta ese momento me había sido imposible entender mi conciencia. Necesité que mi psicóloga iluminara esa cueva de sentimientos reprimidos. Al desconocer mi subconsciente no era consciente de mi alma. Pero este camino de conocimiento personal no fue nada fácil. Las primeras sesiones fueron demoledoras. Nada que ver con la diversión inicial, que parecía un juego. Acudir a un psicólogo para sesiones de terapia no tiene nada de divertido. Te pone la cabeza del revés, te hace levantar los cimientos dejándote sola frente a tu desnudez. Te dice cosas que no te gusta ver ni sentir. No sabes a qué agarrarte y te caes al abismo de tu propia soledad. Hasta que un día, por fin, las sesiones se vuelven constructivas y entiendes que no es la psicóloga la que habla, sino tu propia voz, que empieza a ser capaz de expresar en voz alta lo que estaba escondido en lo más profundo de tu corazón y no te atrevías a mirarlo de frente. La terapia es transparente, no tiene rincones donde ocultar aquello que no te guste de ti. Hace falta ser valiente, y al mismo tiempo humilde, para buscar ayuda en la psicología o en la terapia, sea esta cual sea.

No es posible mirar nuestro reflejo en las aguas del lago vital sin ayuda profesional. Porque cuando eso ocurre, y nos vemos desnudos ante nuestra propia fragilidad, se nos caen muchos mitos. El primero que se nos viene abajo es el mito de nuestro padre y de nuestra madre, a quienes veíamos como personas casi perfectas, el espejo en quien mirarnos. Ahora, de repente, ese espejo se ha quebrado. Toda mi infancia que yo había idealizado se ha roto en mil pedazos. Mi adolescencia, tampoco era real. Lo que conformaba el mundo de mis creencias se ha ido al traste. Tampoco fue real la responsabilidad de mi entorno en cuanto a mis desdichas, ignoré por mucho tiempo que la única responsable de lo que sucedía en mi vida era yo.

El bonito cuento de hadas que yo construí de modo inconsciente en torno a mis padres y a las personas que formaban parte de mi vida estaba mostrando su verdadera cara: no era un cuento de hadas. El relato lo creé yo para no ver la realidad tal como era.

Libré batallas contra mis resistencias, que eran muchas. En terapia utilizaba la lógica para explicarlas. Mi terapeuta apartó esta lógica y desmontó mis creencias. Tanta resistencia me hizo crear músculo, supe que no podía controlar mi entorno. Por eso, dejé de obsesionarme con la idea de protegerme de las personas que habían formado parte de mi vida. Esto me proporcionó un gran alivio y felicidad, y por fin tuve fuerzas para construir mi ciudad vital.

Las creencias, los sentimientos, los límites y los roles trabajan en equilibrio con nuestra alma, te ayudan a construir tu esencia. Christine de Pizan, con su libro *La ciudad de las damas,* me inspiró para erigir mi ciudad donde vivirían mi alma y mi esencia. La levantaría para retomar fuerzas y herramientas antes de cada etapa de mi viaje vital. A ella podría volver siempre para descansar y sanarme si resultaba herida.

El suelo donde iba a construir mi ciudad serían mis creencias, de modo que buscaría un suelo fértil, lleno de nutrientes para que mis ideas pudieran crecer con una estructura firme. Los cimientos serían mis sentimientos, profundos, amplios y bien definidos. Los límites los marcarían mis murallas, me darían protección y eliminarían mis miedos. Mi castillo sería el rol que utilizaría en mi vida, hermoso y habilitado para acoger invitados de todas partes haciéndoles sentirse como en su casa.

LAS CREENCIAS Y LOS SENTIMIENTOS VAN DE LA MANO

Las creencias son el cúmulo de enseñanzas que con el tiempo se transforman en lo que pensamos. Son los filtros por los que pasa la información de nuestro entorno, cuyo resultado son las emociones. Las creencias diseñan nuestro enfoque de lo que consideramos verdad, aunque no haya ningún hecho que demuestre que así sea. Nos parece que lo son y, partiendo de esa convicción, creamos emociones que sí son reales y provocan a veces situaciones sin sentido. Por ejemplo, una persona a quien la hayan educado para no acercarse a los perros porque muerden, se mantendrá bien lejos de un perro cuando lo vea por la calle. Por el contrario, si se le ha transmitido la idea de que los perros son animales nobles, su reacción ante un perro será distinta.

Las creencias, como las luciérnagas, necesitan al miedo para brillar. Es la única manera de que todos nos unamos en un punto concreto. El miedo a algo, lo que sea, hace de las creencias nuestra tabla de salvación para *pertenecer a* y ser aceptados.

Yo aprendí a eliminar esas creencias empleando el sentido común. Para ser más precisa, la creencia firmemente arraigada de que para ser madre necesitaba una pareja porque los años pasan y, por lo tanto, cuando alcanzara cierta edad ya no podría ser madre, me resultaba paralizante y aterradora. Crecía en mí la necesidad apremiante de encontrar pareja, porque sin ella yo no sería una mujer completa. Esto me provocaba una ansiedad indescriptible. Hasta que un día decidí congelar mis óvulos, y entones experimenté un alivio extraordinario. Me sentía libre y reina y señora de mi territorio. Por fin, sería yo quien gobernase mi ciudad.

Modificar las creencias heredadas durante años me

abrió la puerta a un mundo nuevo donde la oscuridad y los miedos ya no tendrían cabida. Me hallaba plena, poderosa, feliz. Vivía con la tranquilidad de que quien entrara en mi ciudad sería para ayudarme a sentirme bien, no para atacarme. Dejé de ser desconfiada. Por primera vez supe lo que significaba de verdad confiar, y esto me cambió la vida. Entendí lo importante que es la confianza en una pareja.

Los sentimientos son como nos expresamos. Nos preocupamos de cultivar éxitos, de evolucionar mentalmente y sentirnos superiores, pero qué extraño es que sigamos en pañales en lo que respecta a nuestros sentimientos. ¿Cómo darles importancia a los sentimientos si, cuando echamos la vista atrás, vemos que la civilización es analfabeta en cuestión de emociones?

Pasaron muchos años hasta que por fin entendí la diferencia entre estar y sentir.

«¿Cómo estás?», nos preguntan todos los días y a todas horas.

«Me siento estupendamente», contestamos sin apenas pensar. Pero estar y sentir no son lo mismo. Tienen poco que ver entre sí. Estar es sinónimo de cómo te van las cosas. Sentir, en cambio, es algo muy distinto, es lo que se encuentra en lo más profundo de los sentimientos. La familia y la sociedad nos acostumbran a decir que estamos bien como respuesta a esa pregunta machacona. Pero no nos enseñan a expresar cómo nos sentimos realmente. Porque de los sentimientos apenas se habla. En la escuela no existe una asignatura para aprender a desarrollar nuestra inteligencia emocional, así como hay asignaturas destinadas a desarrollar la inteligencia matemática, artística o visual. Llegamos a adultos siendo analfabetos emocionales. Salimos del paso como buenamente podemos, pero el resultado es que nos damos una hostia monumental. Creemos que, al contestar con frases tales como «Estoy estupendamente» o «Me va genial», salimos del paso. Pero la cruda realidad nos demuestra que esto es falso. Los sentimientos son un lenguaje que nadie nos enseña a hablar, y por eso balbuceamos. Son, asimismo, parte esencial del carácter de una persona y especialmente relevantes para entender nuestra forma de comportarnos. Cuánto mal ha hecho al conocimiento de las emociones esa antigua enseñanza que consistía en no mostrar los sentimientos porque ello era señal de debilidad. «Contrólate», se le decía a una persona de lágrima fácil. «Contrólate», y así nos va. Los sentimientos son el reflejo de la educación recibida.

Ser consciente de cómo me siento es la base de la convivencia con mi entorno y conmigo misma. Me da seguridad y valoración. Sobre mis sentimientos construí mi carácter, personalidad, individualidad y aceptación.

SI NO DAS PERMISO, NO PASARÁN

Con los límites marcamos la forma en que queremos que se comporten los demás con nosotros. Son murallas que sirven para protegernos; no nos aíslan, sino que dejan claro cómo queremos relacionarnos con los demás.. Marcaré con precisión los límites de mi ciudad con mis reglas, con mis muros, con mi fortaleza, y, por consiguiente, los límites de quien entrará en ella.

En ningún caso un límite disminuye el amor, sino todo lo contrario. Poner límites es la mayor prueba de amor, pues abre el canal de comunicación más sincero para decir libremente lo que necesitas en cada momento. Y esto afecta a los límites con la familia, con la pareja, con los amigos. No te cortes un pelo en dejar claro que no vas a permitir que se pasen de la raya. Como tampoco debes cortarte un pelo a la hora de decirle a tu madre. «¡Hasta aquí y no más!». Si no lo haces, sucumbirás de agotamiento. Las madres chupan la sangre con la misma intensidad con la que profesan su amor, que es infinito. Su habilidad para chupar sangre, también lo es. Límites. Límites. Límites: es la palabra clave. Nada hay más agotador que tener que repetir todos los días lo mismo. Los límites que están bien claros desde el principio lo estarán para siempre. A esto también se le llama felicidad.

El día que lo descubrí, crecí veinte centímetros (como si me faltasen). Poner límites no es algo negativo, no significa que quieras menos o que seas una persona egoísta. Poner límites es sano, bueno, útil. Y, sobre todo, eficaz, como un semáforo en una carretera: ayuda a que fluya el tráfico y no se produzcan accidentes. Los límites te recompensan con grandes dosis de energía y buen humor, porque no malgastas el tiempo en repetir normas básicas de supervivencia. Donde no hay señales de circulación se producen accidentes y donde no hay normas de convivencia se producen discusiones agotadoras. Algo habrá que hacer. La solución: marcar los lindes. Así se viene haciendo desde hace siglos entre fincas colindantes, cuanto más entre personas que se mueven en distancias cortas.

NO. Decir *no* es el primer límite que debo ponerme a mí misma y después a los demás. *Te amo* no es un cheque en blanco. Amar no es entregarte sin perder tu esencia. Qué absurda la canción de Amaral que dice: «Sin ti no soy nada». A quién se le ocurre tal estupidez. Es todo lo contrario: precisamente porque sé dónde están los límites entre tú y yo podemos ser felices. Cuando en una discusión alguien pide: «No me faltes al respeto», es porque alguien ha transgredido los límites del respeto.

¿Quieres compartir conmigo una guía que te ayude a poner límites a las personas que te rodean? A mí me ha funcionado, confío en que a ti también te ayude.

Los límites pueden ser una conversación, y será mi conversación conmigo misma.

Condiciones imprescindibles:

1. No se establecen límites cuando uno está enfadado (es mejor poner distancia para tranquilizarse y pensar con calma).
2. Todas las personas involucradas tienen un grado de responsabilidad.
3. Deben ser breves.
4. Hay que dar un tiempo de reflexión.
5. Los límites no caducan.

Cada límite tiene que ser claro y estar bien definido. Si no lo tienes claro, sáltate esta página. No te entretengas leyendo consejos que no vas a seguir. Pero si lo tienes claro, aquí van unas sugerencias. A mí me salvaron la vida.

Un límite es bidireccional. Para garantizar su eficacia, primero debes ponerte límites a ti misma y, luego, a quienes forman parte de tu vida.

Yo me estaba imponiendo un nivel de exigencia física, moral y mental imposible de satisfacer, y por ello me sentía frustrada e insegura. Con amor y aceptación me dije:

- Te agradezco que estés siempre presente y gracias a ti he llegado a este momento en mi vida.
- Sé que siempre te he pedido que seas tu mejor versión sin preguntarte cómo te sentías.
- Te pido perdón por exigirte tanto y no aceptarte.
- Me molesta que no me escuches ni valores mi opinión. Te pido por favor que dejes de hacerlo.
- No me tienes en cuenta para la toma de decisiones, no creo que aprecies mi esfuerzo, me siento infravalorada e incomprendida.
- Me comprometo a ser más empática y a admitir que eres una persona maravillosa tal como eres, y por ello formas parte de mi vida. TE QUIERO.

LÍMITES	
DAR GRACIAS	Antes que nada, agradecer a la persona el hecho de estar en tu vida.
SER RESPONSABLE	Todos tenemos parte de responsabilidad con el entorno. Asume la tuya y exprésala.
PEDIR PERDÓN	Pedir perdón antes de exigirlo es un signo de humildad.
DECIR LO QUE TE HA MOLESTADO	Hablar expresando amor. Describir el hecho que te ha molestado y pedir que no lo vuelva a hacer.
TUS SENTIMIENTOS	Decir cómo te sientes, siempre con sinceridad y en primera persona (es decir, «yo me siento...», nunca «tú me haces sentir»).
COMPROMISO	Comprometerme a cambiar también por mi parte.

RESUMEN DE BOLSILLO	
TE ENTIENDO...	PERO TE PIDO, POR FAVOR, QUE DEJES DE HACERLO.
TE AGRADEZCO...	PERO TE PIDO, POR FAVOR, QUE DEJES DE HACERLO.

Los roles son cómo nos comportamos. Gracias a que ahora sé quién soy, sé cuál será mi papel con mi entorno. Mi rol es mi actitud frente a los estímulos de la vida, que es donde habito, y cada estancia de mi palacio representa la forma en la cual interactúo con los huéspedes, siempre velando por el bienestar mutuo.

En mi caso, tras haber eliminado de mi vida el sentimiento de culpa y de pena, surgieron la inseguridad y el ego. Me vi como realmente era. Hija de mi madre, guía y líder en mi empresa y compañera en mi matrimonio.

Teniendo tu ciudad bien amurallada, a salvo de intrusos que pretendan robar tus bienes, estarás protegida. El código de tu existencia ya no está encriptado. Encontrarás respuesta a tus preguntas y cuando ignores algo sabrás dónde buscar consejo. No permitirás que la información pase por un filtro ajeno, sino por el tuyo propio. Ya no te dejarás engañar. Yo ahora puedo afirmar que sé quién soy, conozco qué papel desempeño en mi ciudad emocional y me siento segura. Si alguien intenta imponerme condiciones para que me acepte en su reino, renunciaré a dicho reino. No me interesa. Mi fortaleza me protege: ternura, consuelo, comprensión. Tengo cuanto necesito y, si algo me falta, buscaré ayuda. No seré nunca más una nómada emocional.

En mi trabajo diario, estoy rodeada de nómadas emocionales. Veo cómo vagan perdidos por el desierto y creen que la solución a su soledad está en quitarse una arruga o eliminar grasa del cuerpo. No. No. No. La celulitis no es el origen del problema, sino la consecuencia. Pero un nómada emocional busca la salida fácil, sin preguntarse cuáles son las buenas provisiones para el viaje de la vida. Por eso es importante construir tu propia ciudad vital. Ser consciente de los límites que conllevan tus creencias, escuchar tus sentimientos y no tener miedo a poner cotos. Tu ciudad vital será el punto de partida para tu viaje. Yo estaré en la ciudad de al lado con ganas de acompañarte en tu recorrido.

Buscar ayuda para ser consciente de ti mismo y conocerte es un signo de humildad y también de fortaleza.

7

SER

Matar a tu madre

Tu madre debe morir. Me refiero a la muerte no como dejar de existir, sino en el sentido de *mudar la piel*. Se trata de quitar a tu madre un rol que ha mantenido durante décadas y cuyo origen se nos ha adornado como un poder sagrado de dar vida a un nuevo ser. ¡Esto da mucho poder, sin ninguna duda! Una madre da vida, ¿hay algo más grande que la capacidad de dar vida a otro ser humano?

En este capítulo voy a hablar de matar, con todas sus consecuencias. Matar y morir. Hablaré de morir como el hecho de pasar de un estado obsoleto a otro nuevo con el fin de ser resiliente y eliminar esa parte patológica de ti. Para conseguirlo, debes matar a tu madre. No te queda otro remedio. Solo así podrás ayudarla a ella a evolucionar y tú podrás vivir.

El rol de madre es un rol buscado e impuesto a la vez.

Para una mujer, el deseo de ser madre a veces se ve condicionado por reglas impuestas socialmente y que ella no tiene más remedio que seguir. Una madre debería mudar la piel con cada etapa vital de sus hijos: morir y renacer continuamente. Si no lo hace, se convertirá en un espectro que vagará por el limbo de su vida y su necesidad de llamar la atención la convertirá en un fantasma emocional que amenazará la vida de los demás.

Cuando hablo de la madre no estoy hablando sobre ti. Hablo de *tu madre* porque escribo desde la perspectiva de una hija. Por consiguiente, no juzgo a la madre. Simplemente describo las características de la mujer engullida por el propio rol de la maternidad. Es decir, en lugar de representar su papel de madre como algo evolutivo y enriquecedor, lo hace con una actitud poco constructiva que deriva, a veces, hacia lo decadente. Y esto normalmente ocurre por su incapacidad de escuchar y de aceptar.

Mi madre es una figura santa, intocable, incuestionable. Solo por el hecho de serlo. Es *LA MADRE*. Yo defiendo enérgicamente que no debería haber diferencia entre la conexión que tienen un padre y una madre con sus hijos. Sin embargo, mi experiencia demuestra que un hijo y una hija no se relacionan de igual forma con cada uno de sus progenitores.

En mi caso, la conexión fue con mi madre. Ella fue siempre una referencia importante para mí, por ser mujer y porque con ella pasé más tiempo durante mi infancia y adolescencia, ya que para mi padre su prioridad era el trabajo. Este era el centro de su vida. Por consiguiente, mi madre se ocupó de enseñarme las pautas de comportamiento y educación.

Al salir del campamento base del Everest, rumbo a la cima, uno se encuentra la cascada de hielo, la cascada Khumbu, uno de los principales obstáculos en el ascenso al Everest, y el primero de los más peligrosos. Es un paso traicionero que exige atravesar un laberinto de enormes bloques de hielo y aterradoras grietas sin fondo. Para cruzarlo es necesario utilizar cuerdas fijas y escaleras sobre las grietas y las paredes de hielo. Es un trabajo arduo y peligroso. Cualquier tempestad puede hacer desaparecer tu equipo de seguridad y que tengas que volver a colocarlo. La consecuencia inevitable es el riesgo de perder la vida.

La superficie de la cascada de hielo es caótica e inestable. Está en constante movimiento, lento pero letal. Para recorrerla hay que marchar despacio, poner un pie delante del otro. El camino es a veces tan empinado que tienes la sensación de desfallecer. En ocasiones, las nubes grises densas cubren todo el trayecto. No se distingue dónde empieza y termina la nieve, pierdes toda referencia para seguir tu travesía. Zigzagueas por un camino de moles de hielo. Pero sabes que tienes que avanzar. La única fuerza que te impulsa es llegar a la cima. Sabes que no hay vuelta atrás.

Durante un buen trayecto de mi viaje vital, en el ascenso al conocimiento que es mi ser, yo pasé por esa catarata de hielo que representa las fronteras que le marqué a mi madre. Sí, los límites. Tanto como el paso por la cascada de Khumbu, igual de agotador resultó el hecho de poner límites a mi madre. Fue una travesía agotadora, tortuosa, extenuante. Tenía la sensación de moverme por una superficie inestable y resbaladiza. Tenía que andar despacio y atenta al camino. No podía sortear esta etapa de mi viaje: si quería llegar a la cima, tenía que cruzarla.

Este capítulo trata de cómo mi autoestima y aceptación fueron mis cuerdas y escaleras para cruzar este paso. Voy a narrar cómo me protegí de las tempestades, que llegaban en forma de reproches y amenazaban con derribar mis herramientas de seguridad. Esta travesía la realicé ligera de peso. El sentimiento de culpa se quedó por el camino. Utilicé como crampones mi amor propio. El amor que siento por mi madre fue mi piolet. Voy a describir cómo avancé con mucho cuidado sobre grietas muy profundas; al cubrirlas me di cuenta de que no tenían fin. Representaban las heridas vitales de mi madre, que se hacían más profundas debido a la tormenta de su propia actitud de negación. Llevaban tanto tiempo allí que era imposible cerrarlas, solo podía saltarlas.

Al cruzar una grieta y ver en su profundidad el hielo de un intenso azul turquesa, te llenas de una *peligrosa* tranquilidad. Al verlo en tu estado de extenuación, te invita a rendirte y sucumbir al vacío de la resignación: *Es tu madre, no le lleves a contraria. No discutas con ella, déjalo así. Tu esfuerzo no sirve de nada, no vas a cambiar a tu madre.* Recuerda que ella no es el objetivo de tu viaje. Forma parte de tu camino. Debes avanzar y cruzar esta etapa. A esta altura y con este frío, si te quedas quieta, perecerás, y si vuelves sobre tus pasos, te quedarás en el limbo de la sumisión.

En esta etapa de tu camino vital tendrás la sensación de

no avanzar. Pero no puedes dudar. Aunque no lo creas, estás avanzando. Cada resbalón, cada esguince, cada caída... te dicen que vas por el camino correcto. Te estás preparando para lo que te espera más arriba. No mires hacia atrás con nostalgia, pues corres el peligro de resbalar por la superficie inestable del drama y caer en el vacío de la manipulación.

Yo creía en los cuentos de hadas

Príncipes y princesas. Música y salón de baile, amor a primera vista y para toda la vida. Así fue mi primera idea del amor, que me llegó a través de las palabras de mi madre. Mientras ella me contaba cómo había encontrado a su príncipe azul, yo sentía el mismo deseo de conocer también al mío. Soñaba con que llegara el día en que un príncipe me mirase desde lejos en un salón de baile y supiera al instante que yo era la mujer de su vida. Se enamoraría de mí con una intensidad cegadora y nos casaríamos a los pocos meses, viviríamos felices y comeríamos perdices.

Pero no fue así. Se ve que Cupido ya no tenía flechas que disparar. Las había usado todas con mi madre y con mi padre, y ya no le quedaba ninguna flecha para mí, ni tampoco para mi príncipe.

Reaccioné rápidamente ante tamaña decepción. Me susurré al oído: «Estudiaré una carrera universitaria para ser una buena profesional, manejaré mi propio dinero y atenderé amorosamente las necesidades de mi marido cuando lo tenga y las de mis hijos cuando los tenga. Seré dependiente de una falsa independencia». ¡Qué lío! Mi cabeza estaba toda hecha un lío. Mientras tanto, el príncipe no aparecía ni había salón de baile, y la música no sonaba.

Seré una buena hija, una buena mujer, atenderé a cada uno de mis familiares, a mis tíos, primos, hermanos, marido (¿cuándo llegará un marido?)... Y, sobre todo, atenderé a mi madre como he visto que hace ella todos los días con su propia madre, con la que habla por teléfono todas las noches más de una hora. ¡Esto es amor de hija, yo seré también una buena hija! Seré una mujer creyente y temerosa de Dios, con creencias que son el pilar y sostén de todo mi entorno.

Mi vida iba a ser la de mi madre. Esto era lo que yo pensaba, pero también lo que quería. La forma con la que me contaba su vida era tan ideal y maravillosa que yo deseaba lo mismo para mí. Haría todo lo posible para conseguirlo y para que ella se sintiera orgullosa de mí.

Siempre me ha gustado saber la historia vital de las personas. En lo que respecta a mi madre, sentía necesidad de saber cómo era ella de joven, cómo conoció a mi padre. Me encantaba escuchar la historia de su vida. Mi madre es una narradora extraordinaria, así que describía su vida como si fuera una fantasía de palacios y princesas, de hadas y bosques encantados. Escucharla me producía un efecto hipnótico.

Sin embargo, poco a poco fui descubriendo que los personajes de sus historias eran simplemente eso: personajes ficticios. Enmascaraba su vida con la fantasía de aquello que mi madre deseaba que hubiera sido. Su vida real era muy distinta a su vida soñada. Pero lo averigüé más tarde. Entretanto, todo cuanto ella me relataba era verdad, no podía ser de otra manera. Era mi madre, y una madre siempre dice la verdad.

Mi madre y yo nos parecemos físicamente: la altura, la voz, las manos, los gestos y la postura. Ella en blanco, yo en negro. Analizándolo ahora, es como si fuéramos el yin y el yang, dos fuerzas opuestas pero interconectadas. Mi esencia es diferente a la suya; mi visión de la vida y cómo me relaciono con mi entorno, también. Hubo un tiempo en que me pusieron una etiqueta: fría, intrépida, seca. Así me veía mi madre y aún me sigue viendo así.

Ahora sé que, en su modo de entender la vida, *fría* significa que soy objetiva. *Intrépida*, que me he atrevido a decir que no acepto sus reglas como incuestionables y doy prioridad a mi voz interior. *Seca*, en su vocabulario, significa que rechazo depender emocionalmente de los demás. No me gusta el drama enmascarado en forma de victimismo para manipularme. Y las madres, ay, ay, ay, algunas son expertas manipuladoras.

Yo no soy igual que mi madre, esto ella lo considera algo terrible. Desde siempre ha evitado escucharme y entender mi esencia. Nunca ha querido conocer quién soy yo en realidad, no había tiempo para eso. ¿Por qué? No lo sé. Quizá porque tradicionalmente uno ve a los niños como carentes de personalidad, o porque el proceso de educar incluye el proceso de moldear a imagen y semejanza de los progenitores. En este caso, a imagen y semejanza de mi madre. En su cabeza no cabía la posibilidad de que yo fuese distinta a ella. Si me comportaba de un modo diferente a lo que ella esperaba, se encargaba rápido de ponerme en el camino correcto. Lo más cómodo es ser como los demás esperan que seas. Pero yo nunca elegí la opción más cómoda.

Las armas que mi madre empleó para educarme fueron las mismas que ella había heredado durante su crianza. Sencillamente, se limitó a repetir los patrones que su madre utilizó con ella. Mi madre dictaba, igual que la suya hizo con ella, cuál iba a ser mi personalidad, cómo debía ser mi carácter, de qué modo debía respetarla. Y todo ello junto constituía el código de conducta que yo debía respetar a rajatabla. Su casa, sus reglas. Su techo, sus normas.

Mi vida se convirtió en un movimiento constante de expectativas ajenas y de manipulación. ¿Cómo salir de ese bucle que te aprisiona hasta asfixiarte?

La pesadilla de lo real

Una pesadilla es aquello que dejamos atrás cuando despertamos y vemos que, afortunadamente, lo soñado no es real. Abrimos los ojos, vemos la luz y empezamos el día con normalidad. Sin embargo, hay otro tipo de pesadilla que no es fruto de un sueño. Me refiero a la pesadilla de sentir que eres una propiedad, un objeto codiciado por esa persona que se siente con derecho a reclamarte como suya. Yo te he parido. Yo te he educado, me lo debes todo. Eres mi hija.

Mi hija. Esa palabrita, que a pesar de ser tan cortita resulta tan peligrosa, marca la relación entre una madre y una hija. Resulta muy acertado el nombre que este *mi* recibe en los libros de Gramática. Se le llama determinante; para ser exactos, determinante posesivo. ¡Y tanto que determina una relación! Tanto que la destruye. Cuando te quieres dar cuenta, te has hipotecado para toda tu vida. Pero una hipoteca bancaria se puede anular con dinero, mientras que la hipoteca emocional no desaparece nunca. O casi nunca. Si lo conseguimos es a cambio de pagar un precio muy alto.

Mi madre había plantado en mi cerebro creencias para cada etapa de mi vida; eran *sus* creencias, y yo naturalmente debía asumirlas como mías. Me atribuyó el rol de hija mayor, como heredera de un yugo que hasta ese momento había sido el suyo. Ella también era la hija mayor de su casa, y ahora ese papel me tocaba ejercerlo a mí. No había discusión posible. Para asegurarse de que yo fuese digna heredera de dicho cometido, mi madre creó un entorno de constante dependencia hacia ella. Yo no podía salir del bucle, no me estaba permitido. Sobre eso tampoco había discusión posible. Mi mantra iba a ser mi madre, mi hermana, mi familia. No podía haber nada más en mi vida. Esta tríada era la única que iba a puntuarme para ganarme el cielo; iba a determinar quién o qué era bueno para mí según sus valores.

—¿Dónde estoy *yo* en esta ecuación? —le preguntaba de vez en cuando.

—Tú estás aquí por mí. Y, por lo tanto, estás para mí. A mi disposición.

Fin de la conversación.

Cuando te han convencido de que como hija mayor tu obligación es que apoyes a tu madre y a tu hermana, vas asimilando la idea de que debes ayudarlas si estuvieran en una situación conflictiva. Debes escucharlas, por supuesto, como hija y hermana mayor que eres, y ayudarlas a encontrar la mejor solución. Debes escuchar a tu madre.

Pero no. Me equivoqué. Mi madre no se refería a escuchar. Eso era perder el tiempo. Se refería al dinero. Dinero. Dinero. Esto es lo que importa en una relación familiar sólida y unida. Así era mi madre, y así sigue siendo. No la estoy juzgando por el hecho de expresarme así, pero al hablar de ella tengo que mencionar necesariamente algo que tiene mucha importancia en los países latinoamericanos: las remesas.

Las remesas son una fuente importante de ingresos para las familias. En el año 2022 se enviaron a países de América Latina ciento cuarenta y dos mil millones de dólares, cantidad que supone un crecimiento durante quince años consecutivos. Solo en República Dominicana, las remesas de los migrantes constituyen el 8,1 por ciento del PIB.

—Tu obligación, como emigrante que eres, es enviarnos dinero. Da igual que tu familia no esté en una situación precaria. Es tu deber, es lo que debes hacer por los sacrificios que hemos hecho por ti.

—Pero, mamá…

—Te lo repito. Es tu obligación.

Fin de la conversación.

En mi familia el dinero es como el barómetro (un aparato muy presente en mi casa. Yo, que era piloto de parapente, lo utilizaba en mis vuelos; al medir la presión atmosférica, sabía si se avecinaba una tormenta). En mi familia, el barómetro mide el amor que sientes por ellos. El amor se paga y no recibes nada a cambio. Si el barómetro dictamina que yo no hago exactamente lo que se espera de mí, se avecina tormenta. Durante años acepté estas creencias, sin darme cuenta de que estaba siendo el foco de un proceso de manipulación ancestral. En cierto modo, me convertí en la prolongación del método de pensionado más antiguo de la historia. Cuando mi madre recibía el dinero que yo enviaba con una puntualidad religiosa, me expresaba su agradecimiento en forma de: «Dios te bendiga». ¿Dios estaba metido en esto? Así fue como ella me inoculó el veneno de una funesta creencia: voy a ser mejor persona, voy a ser una hija ejemplar según la cantidad de dinero que envíe a mi familia. Cuanto más envíe, mejor hija voy a ser. Mejor persona.

El fondo de pensión patrocinado por mí tenía carácter hereditario. Estaba destinado por decreto divino a que pasase de mi madre a mi hermana, y después a mi sobrino. Esta creencia fuertemente arraigada en nosotros fomentó un sentimiento de culpa que me atormentaba y extenuaba. Yo vivo en España, me va bien, tengo que ayudar..., no quiero ser mala hija. Si quiero validar mi rol como buena primogénita debo enviar dinero a mi familia. Es algo cultural, para ello me han preparado durante mi infancia y mi adolescencia. Ellos se han sacrificado, me han pagado una educación. Tengo que cumplir con ellos y tengo la obligación de garantizar que vivan mejor, incluso a costa de que yo viva peor. Así que los demonios me machacaban a todas horas, no conseguía librarme de ellos. ¡Menudo martilleo en mi cabeza durante años! Un chantaje emocional insoportable.

Hasta que por fin comprendí que las razones por las que yo emigré a España no fueron económicas. Ni muchísimo menos. Yo solo quería salir de República Dominicana, necesitaba alejarme de mi familia, empezar a respirar, a vivir, a recuperar el sentimiento de justicia y de autonomía. Anhelaba saber quién era yo mirándome con mi propio espejo, no con el que me habían puesto ellos y que reflejaba su propia imagen. Yo no sabía qué estaba buscando al irme de mi país, pero sí sabía que deseaba poner distancia con un entorno tan opresivo.

Ahora sé que buscaba mi voz, mi libertad y mi independencia. Lo único que importaba a mis padres era atarme a ellos con el fin de prolongar un modelo de dependencia heredado por tradición. Mi familia es de clase media, más bien alta. No necesitaban mi ayuda, ni antes ni ahora. Todo lo contrario, han disfrutado de una economía holgada y han podido dar a sus dos hijas todo cuanto han necesitado. Mi familia, ciertamente, ha sido muy trabajadora y le han ido bien las cosas. Mi madre, al ser la primera de su familia en graduarse en la universidad gracias al apoyo de mi padre, consideró que era su obligación ayudar a sus padres y familiares económicamente. Entiendo su decisión, pues mis abuelos no tenían una vida desahogada y mi madre se encargó de que les fuera mejor.

Pero mi caso era diferente. Mi madre y mi padre no me necesitaban para poder vivir bien económicamente. Y en lugar de poner fin a la creencia de que siempre hay que ayudar a la familia, fomentaron un sentimiento tóxico de obligación con la perversa finalidad de seguir ejerciendo poder sobre mí. Después de fallecer mi padre, pensé que la situación cambiaría. Pero ocurrió todo lo contrario. Mi madre aumentó su grado de exigencia hacia mí y no me permitía siquiera discutirlo. Esto fue agravando mis limitaciones emocionales, en forma de culpa por haberla dejado sola en Santo Domingo. Entonces invertí el rol de hija y pasé a ejercer como madre de mi propia madre. La consecuencia fue terrible, porque eso me impedía ser objetiva.

Fue creciendo en mi corazón un cúmulo de sentimientos negativos y muy nocivos. Me invadía una mezcla de rabia, de insatisfacción y de frustración. De injusticia, puedo definirlo así. Sentía que mi madre era injusta conmigo, pero no conseguía expresarlo con palabras. Simplemente lo percibía en mis carnes, y eso me reconcomía por dentro. Mi entorno familiar asimiló de forma natural que yo ejerciese el rol de cuidadora. Lo asumieron con la misma autoridad con que un niño exige de sus padres que le cuiden y le mimen. Se creó una exigencia terriblemente dictatorial. Mi obligación de enviar dinero era cada vez mayor, y su obligación de dar las gracias era cada vez menor.

—Tú dame dinero, seguro que tienes mucho.

—Pero, mamá…

Fin de la conversación.

Mi madre recibía y no daba. La relación era unidireccional, sin retorno. Limitó su relación conmigo al ámbito del dinero. En su termómetro emocional no había lugar para preguntas acerca de si yo necesitaba algún tipo de apoyo, ya fuera en forma de escucha, de cariño, de entendimiento, de aceptación o de respeto.

Mi relación con mi madre está marcada, lamentablemente, por el dinero. Y no porque ella lo necesite, sino porque en su educación no hubo espacio para un enfoque distinto. Ella no ha dispuesto de herramientas para construir su propia ciudad vital. La construyeron otros por ella, y como hija y hermana se limitó a seguir la norma impuesta.

TU MADRE NO ES UNA SANTA

Marcharme de Santo Domingo me ayudó a analizar mi situación con perspectiva, y gracias a la distancia de miles de kilómetros pude percibir que algo no iba bien. No fue un proceso inmediato, pero notaba que algo se estaba derrumbando.

En el año 2008 me vi obligada a cortar el grifo a mi familia. Los motivos eran ajenos a mi control y a mi voluntad. La crisis económica nos afectó a todos, a mí también. Mi madre lo entendió, pues estaba convencida de que dicha interrupción iba a ser temporal. Pasaron unos años y los giros de dinero ya no eran constantes como antes. Lo fui sustituyendo por envío de medicamentos o ayudas económicas puntuales a mi madre o a algún otro familiar.

Tiempo más tarde, durante una sesión con mi terapeuta, yo miraba el reloj de manera obsesiva.

—¿Te espera alguien, tienes que ir a algún otro sitio?

—Tengo que salir diez minutos antes porque necesito

comprar un medicamento a mi madre, y si llego tarde habrán cerrado la farmacia.

—Pero ¿tu madre no tiene una farmacia?

—Sí.

—¿Y en Santo Domingo no hay el medicamento que vas a comprar?

—Sí.

—¿Y si ella lo pide a través de la farmacia no le saldrá más barato?

—Sí.

Se me cayó la venda de repente. La luz era tan cegadora que tardé un buen rato hasta ver lo que tenía delante de mí. Fue algo así como cuando uno ha estado mucho tiempo en un lugar oscuro sin ningún tipo de iluminación y, de repente, llega la luz. Cuesta adaptarse a la luz repentina, hasta que por fin lo ves todo claro. Al hacerme esas preguntas mi terapeuta, una luz me iluminó con una fuerza extraordinaria. Y lo entendí todo. Lo que pretendía mi madre era seguir teniéndome bajo sus garras siempre a su disposición, ya fuera a través del envío de medicinas o de cualquier otra forma que le fuera útil para ejercer su dominio.

Decidí cortar esa dependencia en forma de dominio sobre mí. ¿No se llamaba Prometeo aquel titán a quien le devoraba el hígado un maldito buitre mientras el pobre titán seguía encadenado a una roca? También a mí me devoraba un monstruo sin yo saberlo. No era un buitre, pero producía el mismo efecto: la culpa. El buitre le devoraba el hígado a Prometeo por la mañana.; por la noche se reconstruía, y de nuevo aparecía el buitre al día siguiente. También a mí el monstruo de la culpa me devoraba sin tregua. Un día y otro, una y otra vez. Pero gracias a aquella conversación con mi terapeuta, decidí proteger mi hígado para que el buitre no viniera a devorarlo nunca más. ¡Prometeo había robado el fuego a Zeus! Se lo tenía bien merecido. Pero yo no había robado nada, ese fuego era mi fuente de conocimiento para ser independiente y librarme de las garras de mi madre. Era mi derecho como hija aprender a hacer fuego; su obligación como madre, proporcionarme conocimiento para vivir independiente.

Yo había aprendido a hacer fuego y a cocinarme mis alimentos, ella también tenía lo necesario para cocinarse los suyos. Pero yo notaba que deseaba mantenerse en el podio, aun a costa de mi sufrimiento. Resolví poner fin al tormento. Aunque me sentí liberada por haberme quitado esa venda de los ojos, la maldita culpa seguía acechando. «¿Qué pensarán de mí si no la ayudo? Dirán que soy una mala hija…», esta sombra amenazaba con desestabilizarme. Pronto comprendí que mi madre seguía viéndome como su heredera emocional, por eso necesitaba mantener el yugo de la dependencia de cualquier forma posible y a cualquier precio. Solo le importaba ella misma. Como consecuencia de la habilidad con que había ejercido su poder sobre mí, yo notaba que mi instinto de protección estaba anulado. Ella me estaba devorando, y yo no podía escapar porque al igual que Prometeo estaba encadenada a una roca. Si quería sobrevivir, tendría que romper las cadenas. Entonces supe lo que tenía que hacer: matar a mi madre.

Para ello, tendría que hacerla humana. Dejar de verla

como a una santa. El primer paso sería difícil y doloroso, pues exigía contemplarla por vez primera como una mujer normal con sus carencias y sus defectos, con sus creencias limitantes y sus miedos, principalmente porque sus miedos eran también los míos. Comprendí que tenía por delante un proceso arduo y fatigoso pero necesario si quería llegar a alcanzar un equilibrio emocional, con la esperanza de ser feliz y alejarme para siempre del drama de una madre llorona, exigente, a veces manipuladora y, sobre todo…, muy teatrera.

MADRE SOLO HAY UNA

Esta afirmación es cierta desde el punto de vista biológico, eso es indiscutible. Ahora bien, desde el punto de vista emocional, psicológico y… real y observable, ¿cuántos tipos de madre hay? En algún sitio leí que hay tres tipos de personas en el mundo: Prometeo, Epimeteo y Umeteo. Las personas Prometeo son aquellas que piensan antes de hablar; las Epimeteo piensan después de hablar (cuando ya es tarde), y las Umeteo son aquellas que no piensan ni antes ni después de hablar. Estas son las que más abundan. En lo que se refiere a tipos de madres, la variedad es mucho mayor. Yo lo he dejado en catorce. Me parece un número razonable que identifica bastante bien los distintos modos de relacionarse entre madres e hijas. Diez es el número de los mandamientos. Pues yo he añadido unos cuantos más, y seguramente, al leer cada epígrafe, se os ocurrirán muchos más. Aunque no pretendo decirle a nadie cómo tiene que actuar con su madre, sí me apetece describir un escenario que conozco de primera mano.

Antes debo decir algo importante: las madres se equivocan. Son de carne y hueso, no son diosas, ni santas, y tampoco perfectas. Cuando una crisis amenaza con desestabilizar la convivencia, deberíamos aprovechar la oportunidad para reflexionar y madurar. Pero no siempre sucede así, porque hay madres estancadas en su propio mundo, un mundo que no es otra cosa sino miedo e inseguridad, pero también frustración y arrepentimiento. Cuántas veces he oído a mi madre: «Si lo hubiera sabido...». Pero el pasado no puedes cambiarlo, lo que sí puedes cambiar es el presente y el futuro. Culpar a otros de tus errores es inútil, perverso y tóxico. Lo sabio es analizar con juicio crítico qué hiciste mal y actuar para evitar repetirlo.

En el mercado de la vida hay un extenso catálogo de madres. Las hay de todos los colores, formas y perfiles. Es increíble la gama de madres que hay por el mundo. Aquí van unas cuantas.

TIPOS DE MADRES

La madre aspiradora

Como una Dyson de última generación, la madre aspiradora succiona todo lo que encuentra a su paso; nunca tiene bastante. Succiona y succiona como la más potente de las aspiradoras, no distingue entre lo material y lo sentimental, lo real y lo imaginario. Lo traga todo. Es capaz de tragar hasta la última mota de polvo, no importa que el polvo sea tu alma o tu espíritu. Se lo lleva todo porque tiene un tubo enorme y una bolsa de recambio de tamaño gigante. La bolsa está vacía, por eso necesita llenarla. A costa de quien sea y de lo que sea. Se lo lleva todo por delante. Si intentas hablar con ella para hacerle ver que no debería ser tan invasiva, te traga también a ti con su potencia de dos mil vatios. Yo también las veo como agujeros negros en el espacio, esos restos fríos de antiguas estrellas. Son madres que, antes de serlo, fueron supernovas que brillaban con gran intensidad. Para ellas el cambio de rol vital ha sido un cataclismo que ha generado un vacío en su esencia; es decir, ha provocado una gran fuerza gravitatoria que no puede parar de succionar.

Las madres aspiradoras son buenas personas. Claro que lo son. ¡Son madres! Una madre es buena por naturaleza y también por definición, pero habrá que buscar el modo y la forma de no entrar en su órbita. Porque, aunque la aspiradora sea de muy buena calidad y al comprarla te hayan dicho que no hace ruido, siempre produce un ruido de fondo. Necesitamos paz y silencio de vez en cuando. Gracias.

La madre hiedra

Es una trepadora emocional, te agarra y no te suelta. Aprieta, pero no ahorca. Te necesita viva para seguir creciendo. Se pega a la persona que tiene más cerca y no la suelta ni con agua caliente. Te llega a cubrir de tal manera que no ves la luz del sol, ella la necesita más que tú a ella. Es tu madre, y tu misión es estar a su servicio. Su capacidad para enredar es infinita, puede llegar a ahogarte; cuando te das cuenta ya estás atrapada. Es como una inmensa hiedra que invade toda la pared, es muy resistente y se desarrolla a gran velocidad. No deja un centímetro sin ocupar. Durante tu infancia eres el agua del esqueje que es su rol y en tu vida adulta te conviertes en la pared que sostiene sus ramas y a la que terminará cubriendo.

Desde fuera las personas ven un efecto hermosamente estético; pero nadie se fija en la pared, sino en la inmensidad de la planta. Si la hiedra crece mucho puede pesar tanto que derribará la pared y acabará haciéndola añicos. La madre hiedra no es mala, es simplemente así. No lo puede evitar. Es una madre invasora, sin control ni límites. Carece de herramientas para ponerse cotos a ella misma y también a los demás. Por este tipo de madre siento un especial afecto, me cae bien. Aunque procuro mantenerme lejos, porque si me acerco mucho estoy perdida. Sabe ganarse tu confianza con un lenguaje amable, elige bien las palabras y conoce lo que te gusta. En realidad, la madre hiedra es una seductora nata. Sabe cómo camelar a sus hijos, a su nuera, a su amiga o a su marido. Necesita estar acompañada, abrazarse a alguien para sentirse bien.

Igual que hace la planta, la madre hiedra va ganando espacio con paso firme hasta ampliar su territorio.

La madre bumerán

La madre bumerán siempre vuelve, una y otra vez, porque nunca acaba de irse. Es como Terminator: «Volveré», pero en forma de amenaza. Cuanto más lejos la lances, más fuerte retorna. Ella es así. Es inútil que intentes razonar o pretender que te escuche. La madre bumerán no escucha, solo tiene en cuenta su punto de vista y no muestra voluntad ni intención de entender a otros. Su palabra es la ley. Por mucho que te empeñes en marcar un límite, no respetará tu postura. Se volverá en tu contra, ya que es imposible que cambie de dirección. Con ella las discusiones son un bucle de argumentos que acaban donde empiezan. Va a su bola. Con escucharse a sí misma ya tiene bastante. No pierdas el tiempo buscando razones o la palabra exacta.

El único lenguaje es el suyo propio. ¿Respeto? Solo se respeta a sí misma. «¡Escúchame!». Solo se escucha a sí misma. Puedes intentarlo si quieres, pues el amor que sientes por ella tal vez te da esperanza. Los bumeranes a veces tienen bordes afilados y pueden ser peligrosos si los lanzas incorrectamente. No lances a tu madre lejos, y mucho menos hacia otras personas. Déjala quieta en su sitio. Una madre bumerán te deja agotada y casi sin reservas. Lo sé yo por experiencia.

La madre araña

Es descendiente por línea directa de Spiderman. Teje su tela de araña para atraparte en la visión de la vida que ella considera correcta. La única que tiene razón es ella. Si te mantienes cerca de ella sus glándulas secretan tal sentimiento de culpa que te quedas paralizado en sus redes. Le encanta vivir en esa tela de araña que ha tejido ella misma, se siente arropada y cómoda como si estuviera sentada en un trono real. Es cabezota y no atiende al sentido común. No quiere salir de su espacio vital, aunque sea tóxico. «Eso lo dices tú», suele contestar cuando intentas razonar con ella.

La inseguridad ha marcado su vida. Pero esto nunca lo reconocerá. «Porque tú lo digas», le encanta esta respuesta, que usa como comodín para todo lo que le fastidia. Las arañas son solitarias y poco sociables. Puede que esta madre haya vivido en soledad emocional desde niña. Tiene grandes carencias que la convierten en un arácnido y atrapa a todos en la tela de su inflexibilidad. «Eso lo dices tú...». Si te acercas a ella, más vale que sepas lo que te espera. La madre araña es muy buena, muy cariñosa, muy familiar. Pero es una araña.

La madre recaudadora

Como todo señor feudal, esta madre va recaudando impuestos en forma de tributos. Da igual que le pagues en especies, trabajo o dinero, siempre se lleva algo al bolsillo.

Su IRPF es del 90 por ciento. ¡Ya ni te cuento su IVA! Amarla sin límites equivale a endeudarte de por vida, ya no tendrás liquidez sentimental. Con ella no te puedes desgravar nada, no tienes derecho. Eres su subsidio económico y emocional. Es imposible quedarte con algún bien. Tiene habilidades para buscar en lo más oculto de tu ser esa moneda reluciente que es tu independencia.

Es una madre educada en el credo de la unión familiar como sistema de pensión y de ayuda permanente. Tiene asumido que se lo debes todo, porque ella te trajo al mundo y se lo va a cobrar hasta el último suspiro. «¡Pues anda que no sufrí en el parto!». «¡Con lo mala que eras de pequeña…!». No usa armas defensivas, solamente ofensivas. O eso es lo que hace creernos para beneficiarse de la ayuda constante de sus hijos y familiares. A la madre recaudadora le encantan las preposiciones. Esto es *para* mí… Debes hacer esto *por* mí…

La madre teatrera

Es llorona. Puede ser candidata a un Oscar o protagonista de alguna telenovela latina. Toda ella es un culebrón. A cualquier intento de conversación o razonamiento responde con una pataleta, con una subida de tensión o con un vahído acompañado de llantos, golpes de pecho y, por supuesto, frases enlatadas y aprendidas a lo largo de muchos años de repetirlas: «Yo que te he parido…», «Claro, como no te importo…». Todo esto con un réquiem como banda sonora.

Da igual el canal que pongas en la televisión; en todos aparece ella, en todas las películas, documentales y series que tratan su vida y de la de los demás… Sale hasta en los anuncios. Con ella todas las situaciones se desmenuzan y examinan para después volver a armarlas al revés. La madre teatrera es muy mala comunicadora y no sabe expresar sus sentimientos porque nunca le han importado. En ocasiones arrastra una dislexia emocional. Si hablas de sentimientos, no entiende lo que le dices. Se frustra cuando es ella quien tiene que expresarlos. Como no recibió educación emocional, está convencida de que eso son pamplinas modernas.

La madre negacionista

Es pesada como una mala digestión. Imposible entenderse con ella. Es de día y luce un sol radiante, pero ella afirma que es de noche y está lloviendo. Con tal de no escucharla, decimos que sí a todo. ¿Luce el sol? Pues luce el sol. ¿Está lloviendo? Pues que llueva. ¡Qué más da si es verano y hace un día espléndido! Si ella dice que llueve, es que llueve. Si tuviera que hablar del cambio climático, sus argumentos negacionistas le quitarían la razón a la propia Greta Thunberg. La madre negacionista nunca ve la realidad como es, sino como ella quiere que sea. Cuestiona todo. No le gusta hablar del pasado, simplemente pasa de puntillas por él. El presente lo vive de manera superficial y el futuro es repetitivo. Es decir, no hay nada que hacer.

El mundo se acaba con ella, en ella y para ella. Es experta en tergiversar las cosas y cambia con facilidad su postura de verdugo a víctima. Conversar con la madre negacionista es frustrante y tóxico, pues se protege tras un muro de negación y sarcasmo. Sus negaciones son improductivas y buscan la confusión del entorno. Elude enfrentarse a la verdad incómoda, prefiere ignorarla. Tiene miedo de verse a sí misma tal como es. La educaron en la tradición de no valorarse, de no quererse ni admirarse. Se hunde sola en su baja autoestima.

La madre inquisidora

Desciende directamente de Isabel la Católica. Desde el trono que ocupa se erige en jueza y poseedora absoluta de la verdad. Averigua, interroga y castiga los delitos contra su fe. Al no aceptar a su entorno, lo juzga bajo unas leyes fantasiosas e incoherentes. Desde su juicio implacable, eres una hereje y debes confesar tus pecados para que se te perdone. Eres la culpable de todo, incluso de sus desgracias. Tus muestras de humildad para admitir tus errores son un signo de posesión maligna y te condenan a arder en la hoguera de su inconformismo.

Por tu falta de fe en ella al cuestionarla, y por la poca moralidad que muestras al querer que se te valore por el individuo que eres, no solo por ser hija de…, la madre inquisidora te condena. Da igual cuán inocente seas, para ella siempre serás culpable de todo lo que a su entender no funciona en tu vida: el trabajo, la pareja, los hijos. Inevitablemente, tu destino será la horca, el ahogamiento o el fuego. Y como ella se venga arriba, el asesinato de Rasputín se va a quedar corto comparado con lo que a ti te espera. La madre inquisidora proyecta sus fracasos en ti. En casos extremos, puede llegar a anular tu voluntad y se puede aliar con cualquier persona con tal de machacarte. Pretenderá arreglar su vida arruinando la tuya. No puede aceptarse a sí misma y, por consiguiente, tampoco acepta a su entorno.

La madre espía

La CIA y el KGB se quedan cortos al lado de la madre espía. Quiere saberlo todo acerca de tu vida, de tus amigos, de tu pareja y de tu trabajo. La madre espía investiga, te revisa el móvil, hurga en tu ropa, lee tu diario. Si vives con ella, no tienes intimidad. Más vale que lo sepas para empezar a hacer planes porque esto será así siempre. La madre espía no deja que nada escape a su radar, siempre alerta. Te espera de madrugada, y bien despierta, para ver con quién llegas a casa. Te dirá que te espera despierta por si te pasa algo, pero no. No está preocupada por si te pasa algo (bueno, tal vez sí), lo que le preocupa de verdad es que estés haciendo algo que ella no sepa.

Es experta en contrainteligencia, parece que te espía para cuidar de ti, pero en realidad espía para ella misma. Es experta en la guerra fría, recurre a manipulaciones y estrategias para todo lo que pase por su cabeza. Cualquier enfrentamiento o intento de poner límites por tu parte desatará un conflicto emocional de tal magnitud que la invasión a Irak se antoja un juego de niños. Sabes que ella tiene un arsenal oculto de armas nucleares en forma de vivencias tergiversadas que podrá utilizar contra ti cuando menos te lo esperes. Es controladora, el miedo a perder el control viene de su propia inseguridad que surge en la infancia y se potencia con su rol de futura madre. Si no es madre y no ejerce como tal, una madre espía no sabe qué hacer en el mundo. No tiene capacidad de verse tal como es, sobre todo si ha de interactuar ante otras mujeres. Está convencida de que todo debe tenerlo bajo su control.

La madre sugus

La madre sugus es, por naturaleza, dulce y cariñosa. O no, bueno, no sé…, hay de todo. Pero las hay que son tan dulces que resultan empalagosas. Son madres jugosas y masticables. Cuando te da un beso con su pintalabios rojo, te deja los mofletes pintados durante semanas. Nada mejor que llamarla sugus… ¿Quién no ha comido alguna vez esos deliciosos caramelitos blandos? Están riquísimos, pero si nos atiborramos nos dará un empacho.

Igual que el caramelo, la madre sugus es de intensísimo sabor. Está hecha de zumo concentrado en forma del rebosante amor que siente por ti. Al masticarla se te adhiere a los dientes con la consecuencia de pasarte horas lidiando con ella.

En su justa medida, una madre dulce y cariñosa es maravillosa. Sin embargo, a veces, algunas madres disfrazan de dulzura su empeño en hacer cosas que no les corresponde. «Que ya soy mayor, mamá, no necesito que me traigas un táper con albóndigas o una tortilla de patatas». «Ya hace tiempo que aprendí a pelar patatas, aunque tal vez no me salga tan rica como la tuya, deja que mis tortillas las haga yo». «Y me encanta que me llames por teléfono para preguntarme cómo estoy, pero tampoco es necesario que lo hagas seis veces al día». «Me agobias con tanto amor». «Que echas de menos mis abrazos, bueno…, yo también, no sé qué decirte. Ayer me diste tantos besos que aún tengo en la cara el rosa de tu pintalabios». Son madres que, durante la infancia, pueden provocarte caries, y en la vida adulta, diabetes. Su única razón de ser es la maternidad, han nacido para eso y no hay otro rol activo en su vida, y quieren completar con el arquetipo de cuidadora partes de su vida que están inconclusas.

Te quiero mucho, mamá. Y también te echo de menos. Me encantan tus abrazos y tus besos. Pero no te pases.

La madre malabarista

Son dignas de admiración la intensidad y pasión con la que la madre malabarista realiza el espectáculo circense, que es su día a día. Pero no me refiero a un circo cualquiera, ¡qué va! Me refiero a un circo del calibre del Circo del Sol, ¡a lo grande!, capaz de realizar varias funciones al día. Imposible entender de dónde saca la energía. Sus días son de cuarenta y ocho horas, y sus semanas, de catorce días. Puede realizar varias cosas a la vez estando en varios sitios a la vez. Rompe todos los esquemas de la física cuántica. Estando en casa, se convierte en una especie de deidad mitológica de múltiples brazos y así lleva a cabo sus tareas, las de su pareja, sus hijos, la pareja de sus hijos, las madres y padres de la pareja de sus hijos. Todo a la vez. ¡Es ubicua!

La madre malabarista pide continuamente que le lances situaciones vitales que, según ella, solo pueden ser manejadas por sus múltiples manos. Va girando y manipulando todas las situaciones a la vez. Nunca deja una en el suelo, y quiere que no dejes de plantearle problemas ajenos. Solo así se siente completa. Sabe que, mientras está malabareando con los problemas de los demás, la atención está en ella. Necesita que la necesiten.

Estas madres no paran quietas debido al vacío vital que tienen. Llenan su vida con las etapas vitales de los demás. Ella está feliz mientras su atención siga en los objetos que mueve con los brazos; así evita ver lo que tiene alrededor. Se siente importante al darte a entender que no eres capaz de hacer nada solo, ella es tu salvadora. No se permite pensar en ella porque no quiere ver sus carencias. No quiere tiempo para pensar, ya que el silencio la aterra y siente que si no hace nada está perdiendo el tiempo. La madre malabarista no aprendió a valorar el autoconocimiento y la importancia de la tranquilidad consciente para alcanzarlo.

La madre temerosa

—¡Ten cuidado!

—¿Cuidado... de qué, madre?

—No lo sé... Tú ten cuidado. Por si acaso.

La madre temerosa tiene miedo a todo lo que existe en el mundo. Apenas abandona su zona de confort. Y lo digo literalmente: no se mueve del sofá o apenas sale de casa. No conduce porque tiene miedo de los coches, los aparcamientos, las avenidas, las calles, incluso de los pasos peatonales. Tiene miedo cuando sales de casa a recoger una carta en el buzón. Hay muchos peligros en el camino: el ascensor, las escaleras, los vecinos bordes, el portero parlanchín, la multa que puedes encontrar entre las cartas. Si es una madre creyente, te detiene antes de que salgas para encender una velita y asegurarse de que todo vaya bien. Ella tiene velitas para cada ocasión: cuando viajas, cuando te casas, cuando haces un examen, cuando vas al gimnasio o a comprar el pan. Para ella, todos los peligros están detrás de la puerta esperando para darte caza. Es temerosa hasta del aire, no respira muy profundo por miedo a ahogarse. Teme ponerse enferma, no sea que se muera. No va al médico, por si acaso le encuentra algo malo. No quiere seguir el tratamiento si está enferma por si le sienta mal y empeora. Su miedo se extiende a todo el entorno. Así que optas por no contarle nada de tu vida, ya que todo conduce a un ritual de agobio, sudoración, tensión alta, insomnio... ¡Menos mal que solo le has contado que te vas a Cáceres!

Su encierro en la paranoia que es su vida va cada día en

aumento. Su infancia ha estado marcada por el control y la dependencia emocional a través del miedo. Ella piensa que mediante el miedo te mantendrá a su lado y no la dejarás. Su zona de maniobra vital es cada vez más pequeña, busca tu sentimiento de culpabilidad cuando intentas salir de su entorno temeroso e inmóvil. Se escuda en la constante preocupación por ti, y así te desarma hasta dejarte sin capacidad para ponerle límites. Las contradicciones marcan su vida y hacen que sus argumentos sean irracionales, aunque para ella tenga toda su lógica.

La madre arcoíris

Es una madre que se muestra siempre alegre, siempre brilla. Su mundo está lleno de colores, estrellas y de personas *superbuenas*. Para ella no existe la maldad. Ella colorea el gris de su vida para mantener el equilibrio de la burbuja en la que vive. En apariencia es tierna y adorable, no ve nada malo a su alrededor. En su cara lleva una sonrisa tatuada para parecer que sonríe en todo momento. Pero la sonrisa no llega a su mirada, en sus ojos vemos reflejados el miedo y el rechazo al dolor.

En casa todo está genial, su familia son todos estupendos, aunque a su marido lo han echado otra vez de su trabajo por llegar borracho, su hijo tiene algunos problemas con su carácter (es un poco nervioso). Pero ambos son buenas personas en el fondo y a ella no le han dado ningún problema, *son muy tranquilos y cariñosos con ella.*

La madre arcoíris no lleva bien la realidad que la rodea, quiere ignorarla y por eso pinta constantemente con colores para ocultar los hechos grises de su vida. Esta pintura se elimina fácilmente con lágrimas de la verdad. Porque en el fondo, este tipo de madre no lleva bien el dolor, no sabe aceptarlo y aprender de él. El dolor significa que algo no funciona, que algo necesita cambiar, y ella no quiere cambiar. Todo debe permanecer como está, como niños que la ayuden a pintar.

La madre pulpo

Octopus. Este animal se llama así porque tiene ocho tentáculos, aunque algún ejemplar tiene diez, incluso más. La madre pulpo abarca todas las madres que hemos descrito hasta ahora porque tiene un poco de todas ellas. Durante su vida va manifestando diferentes perfiles, y en ocasiones los muestra todos a la vez. Cuando eso ocurre, más vale que te pille fuerte y bien descansada. Es agotadora.

He diferenciado los tipos de madres no para condenarlos, sino para aprender de ellos. El aprendizaje que obtenemos de nuestros padres no solo es a través de dictámenes y reglas, sino, sobre todo, a través de hechos. Gracias a mi madre yo sé quién soy. Ella es la madre que yo necesité para recorrer este camino vital y llegar a la cima. Gracias a ella escribo este libro y me entrego totalmente en este capítulo. Mi madre me lo ha enseñado todo.

Tú puedes aprender a diferenciarte de tu madre porque no sois iguales. No hay nada que dictamine que tengas que asemejarte a ella. Si en algún caso la resignación hace que te mimetices con ella, no dejes a un lado tu personalidad por satisfacer sus deseos.

En el siguiente capítulo voy a intentar mostrarte cómo ponerla en su sitio cuando identifiques a tu boicoteadora. No importa cuál sea el tipo de madre que tengas, ahora bien, a la boicoteadora... hay que ponerle límites. Pero, al final, tu reacción y actitud siempre será el agradecimiento. Darle las gracias con sinceridad a tu madre por ser quién es, nada más y nada menos, que decirle que la amas.

Cada tipología de madre debe morir, necesariamente. Solo así podrás renacer en una madre que respete límites, que te escuche y te entienda; en una madre empática, enriquecida en su amor propio, aceptación y respeto hacia sí misma.

Para los budistas, la muerte es el principio de otra vida que se irá repitiendo hasta llegar al nirvana. Y esto es lo que yo voy a emprender: una etapa de mi viaje vital para empezar otra vida con mi madre, a fin de que cada obstáculo que aparezca conduzca hacia una relación con ella hasta alcanzar el nirvana.

Con mi ciudad vital recién construida, levantaré una fortaleza para protegerme. Con esa fortaleza, avanzaré para construir el amor, el perdón, la empatía y la aceptación necesarios en el comienzo de esta etapa. Lo primero que he necesitado, y ya lo he conseguido, ha sido destruir las creencias limitantes aprendidas a lo largo de toda mi vida para dejar de sentir culpa, frustración, miedo y rabia.

En resumen, dejo en catorce los tipos para identificar a las madres. Podría añadir más, pero creo que este número recoge una muestra suficiente de las mujeres que nos han parido y que siguen estando en nuestras vidas.

TIPOS DE MADRES	
1. Madre aspiradora	Succiona todo lo que encuentra
2. Madre hiedra	Es una trepadora emocional
3. Madre bumerán	Siempre vuelve
4. Madre araña	Atrapa en su tela de araña
5. Madre recaudadora	Se lo cobra todo
6. Madre teatrera	Toda ella es un culebrón
7. Madre negacionista	Se niega a ver la realidad como es
8. Madre inquisidora	Condena todo lo que haces
9. Madre espía	Lo investiga todo
10. Madre sugus	Empalagosa y besucona
11. Madre malabarista	Lo hace todo, lo resuelve todo
12. Madre temerosa	Ve peligro por todas partes
13. Madre arcoíris	Lo ve todo de color de rosa
14. Madre pulpo	Es la suma de todas las anteriores

TUS CREENCIAS SON LAS MÍAS

Mi madre debe ser mi prioridad.

Cuando te dan las instrucciones de seguridad en un avión, te dicen que primero debes ponerte tú la mascarilla de oxígeno y después ponerla a las personas que van contigo. Pero tú, primero. Esto mismo sucede con el amor y nuestras prioridades. Nosotros deberíamos ser nuestra prioridad, darnos amor, comprensión, atención. Y después, llega el turno de los demás.

Me costó entender que mi madre no puede estar primero que yo. Nadie debe situarse por delante de mí en mi vida. Porque solo a través del amor hacia mi persona puedo dar amor a los demás y ser generosa y comprensiva.

Una buena hija hace…

Una buena hija…

¿Acaso existe un manual sobre cómo ser una buena hija? Si mi comportamiento no te gusta porque no va en sintonía con tus valores, ¿soy una mala hija?

Cuando le dije a mi madre que no iba a enviarle más dinero, me lanzó la flecha envenenada que solo una madre rencorosa puede lanzar: *eres una mala hija*. Y esto duele porque a la flecha envenenada siguió un largo periodo de tiempo en el cual dejó de hablarme. Con su silencio pretendía naturalmente que yo me sintiera culpable. Transcurridos muchos meses, me llamó por teléfono. Para perdonarme. ¿Perdonarme, el qué exactamente? Su respuesta fue que el sacerdote de su parroquia le dijo que yo no era como ella. Yo era una persona distinta; era su hija, pero no actuaba como ella me enseñó. En resumen: mi madre entendió que yo era mala por el hecho de no enviarle dinero, y a pesar de todo me llamaba para perdonarme.

Así pues, si el hecho de enviar dinero a mi madre me hacía ser buena hija, yo era muy mala antes. Porque antes de los veinticuatro años tampoco le enviaba dinero. Esto demuestra que las creencias limitantes carecen de lógica, pero hacen mucho daño. Yo pienso que una buena hija es la que en su vida adulta no utiliza a sus padres o familiares como tablas de salvación para solucionar sus propios conflictos. Una persona independiente emocional y económicamente, con criterio propio y autoestima, es una guía inspiracional y enriquecedora. Cuando se carece de criterio y de autoestima, se es frágil y vulnerable, y no se puede ayudar a nadie, ni siquiera a uno mismo.

«Tienes que ser más cariñosa y atenta, como las hijas de mis amigas…». Este tipo de frases son frecuentes en madres como la mía. Mi madre no ha sido una madre al uso; por consiguiente, no debería pedirme que yo sea una hija al uso. Gracias a que conseguí alejar de mi vida el drama, me convertí en una persona con criterio propio, objetiva y capaz de analizar las situaciones con lógica y sentido común. Ahora ya no soy manipulable, no voy a dar amor incondicional a personas que me ponen condiciones, sean estas cuales sean. No importa que una de esas personas sea mi madre. No voy a permitir que me manipule ni que me compare con otras hijas. Yo soy yo. No soy un cromo de colección que cambias por otro si no te gusta. Comparándome con las hijas de sus amigas, mi madre me está diciendo que no me acepta como soy. Esto significa que me juzga. Yo doy mi amor como individuo irrepetible e incomparable, no me dejo comparar con nadie más, puesto que el riesgo de permitir que te comparen y te juzguen, es que nunca será suficiente. Y esto es, ni más ni menos, que una nueva forma de esclavitud.

«Yo te he parido, nadie te conoce mejor que yo». He aquí otra creencia que eliminé de mi vida. Porque es mentira. Cuando yo era niña, en casa se decía y hacía lo que mandaban mis padres. Así continuó siendo durante mi adolescencia, me escuchaban poco. ¿Cómo iban a conocerme si no me escuchaban?

Mi madre realmente no sabía quién era yo, ni sabe en qué persona me he convertido. Nunca ha conocido mis miedos e inquietudes. Cuando llegué a España tenía veinticuatro años. Tengo muy poco que ver con aquella chica que un día dejó su isla para irse a vivir lejos del entorno familiar que me oprimía. Mis vivencias personales me han hecho la mujer que soy. Nadie me conoce mejor que yo misma.

—Eres la hija mayor, tienes un papel y unas obligaciones…

—Mamá, escucha.

Fin de la conversación.

Mi rol de hija mayor fue impuesto, así como las obligaciones que lo acompañan. Por el hecho de ser el primogénito no tienes por qué asumir todos los problemas y responsabilidades de la familia. Como hija mayor, yo no tengo que resolver los problemas de mi madre ni ser un ejemplo para nadie. Si quiero dar apoyo y ser una guía para mi familia es porque yo quiero, no porque sea una imposición. Esta creencia ya no es real para mí y no me ata a ninguna obligación, por mucho que otros insistan en lo contrario.

—Tú has tenido la oportunidad de irte a España, estás en deuda con tu familia y debes agradecerlo.

—No, mamá.

Fin de la conversación.

Esta es una idea que se ha repetido de forma persistente durante muchos años. La persona que migra está en deuda con las que se quedan en la isla. Yo ya no lo creo así. Me ha costado mucho esfuerzo personal quitarme esa losa de encima, pero lo he conseguido. Mi hermana y yo fuimos a los mismos colegios y estudiamos en la universidad. Hemos tenido las mismas oportunidades y hemos tomado decisiones distintas, que hemos elegido libremente. Ninguna es mejor que la otra. El agradecimiento debe ser primero hacia nosotras mismas y después hacia nuestros padres. No tenemos una deuda vital con nadie. Con nuestras propias manos y con nuestra inteligencia nos hemos labrado la vida que tenemos hoy.

Tras deshacerme de estas creencias, en algún momento pensé que me iba a sentir una persona egoísta. Pero ocurrió todo lo contrario; me ayudó a tener sentimientos de aceptación y por fin dejé de juzgarme. Como consecuencia, también dejé de juzgar a mi familia. Ahora me siento libre, tengo claro cuál es mi rol vital y en este momento soy capaz de expresar agradecimiento profundo y amor puro hacia mi madre.

Saber lo que siento, qué quiero y quién soy, me ha abierto la puerta para la siguiente etapa: poner límites a mi madre.

¿A QUÉ ESTOY DICIENDO SÍ CUANDO QUIERO DECIR NO?

Poner límites a un hijo, a un hermano o a una pareja es difícil. Poner límites a una madre, es una misión suicida. Debes estar preparada para las pataletas, para los gritos, para los desmayos, para los ataques de ansiedad, para las subidas de tensión. Porque cuando pones límites a una madre, sacará sus siete cabezas como hace una hidra cuando la atacan. Se tirará de los pelos y, si no te alejas, te tirará también de los tuyos. Por supuesto, te va a retirar la palabra durante un tiempo, este será tu castigo. Las madres son vengadoras, de eso saben mucho. En ese momento pasarás a ser una mala hija, una mala persona, un demonio malvado y egoísta. ¡Tu madre se arrepentirá de haberte traído al mundo!

Tranquila. Calma. Interpreta estos signos como lo que son: armas letales que tu madre blandirá para provocarte un sentimiento de culpa. Ni más ni menos. Todas las madres disponen de un amplio arsenal. Una usará armas menos destructivas, y otra empleará la más mortífera cual Terminator. No pierdas la calma, porque es lo único que te mantendrá a salvo. Si te enfrentas, disparará a bocajarro. Simplemente, pon límites y que sean bien claros. No des explicaciones, ponlos sin más. Si muestras tus pinzas grandes, no tendrá más remedio que recular. Pero si te acobardas, sus pinzas se abrirán y quedarás atrapada sin remedio.

Con el primer coto que puse a mi madre, tuve que armarme de valor como el padre Karras en el ritual exorcista: necesité agua bendita, crucifijos, ¡incluso ajo por si las moscas! Y todo para una simple conversación telefónica. Ya te puedes hacer una idea de cómo es mi madre.

El *no* a mi madre fue una prolongación de todos los *noes* que no supe, no pude o no me atreví a decir a lo largo de mi vida. Siempre que mi madre me pedía algo, mi respuesta era *sí* cuando en realidad quería decir *no*. Desde que era niña, y luego siendo adolescente, yo siempre decía *sí* a todo cuanto ella pedía. Por eso mi madre no pide, sino exige.

El *sí* ha marcado la vida con mi madre, nunca se ha discutido ni se ha consensuado. Y todavía hoy la sigue marcando. ¿Cómo vas a negarle algo a tu pobre madre, con lo que te ha dado, con los sacrificios que ha hecho por ti...? Quién se atreve a decir *no* cuando el mundo te está juzgando.

Pero por fin lo conseguí. Maté a mi madre con el *no*. Lo pronuncié con bondad, con ternura, con sentimiento, con serenidad. Fue firme y ligero. Desde mi ciudad vital convertida en fortaleza, sabiduría interior y capacidad de discernir lo justo de lo injusto; lo amable de lo agresivo, lo entregado de lo exigido. Daré lo que yo quiera dar, cuando lo quiera dar. Los límites marcan la diferencia.

Cada límite impuesto a mi madre tiene su precio y su consecuencia. No vayas a creer que los acepta de buena gana, qué va. Cada límite conlleva una reacción de ira, de miedo y de resistencia. Reacciones que no me sorprenden porque ve que está perdiendo el control sobre su niña que ya no es una niña. La niña ya no la necesita. Y es que ya no necesito a la madre de una niña, sino a la madre de la mujer que soy. Necesito a mi madre.

La llevo matando desde hace años, confiando en que algún día deje de ser necesario matarla. Son muchas las capas que necesito tratar y muchas las heridas que tengo que cerrar. En ocasiones, mi madre ha renacido y en otras ha revivido. Mi madre revive, como Allan Quatermain, ese personaje de ficción creado por H. Rider Haggard. Cada vez que es asesinado, se le entierra en suelo africano. Pero África no le dejará morir. Lo mismo ocurre con mi madre, el suelo de mi isla convertido en miedo no la deja morir. Y vuelta a empezar.

Mi objetivo no es cambiar la personalidad de mi madre, sino aceptarla y verla como lo que es: una mujer, una guía que me ha dado la vida. Me siento agradecida: ella ha permitido que haya sabido poner límites a personas autoritarias a las que he tenido muy cerca. Gracias a mi madre he aprendido a no temer, a ser una mujer segura y con autoestima, a reconocer mis necesidades y a articular mi voz para comunicarme con mi entorno de una manera sana y enriquecedora. De todo esto he sacado una conclusión: cada paso hacia delante exige un acto de valor, de dureza contigo y, sobre todo, de sinceridad.

DIME CÓMO COMES Y TE DIRÉ CÓMO ES LA RELACIÓN CON TU MADRE

Está demostrado que el primer vínculo con la madre es la comida. En muchas de mis pacientes con problemas de peso, que sufren ansiedad y rechazan su cuerpo, veo una relación directa con una madre muy exigente desde la infancia. Percibo en ellas la persecución de un perfeccionismo imposible. Inalcanzable.

Cuando estoy con una mujer cuya madre se engloba en alguno de esos tipos que he descrito antes, detecto claramente cuándo el sentimiento de culpa la ciega y no le permite ver la responsabilidad de su progenitora en ese proceso. Reproches, juicios, críticas de madres hacia otras pacientes, todo ello provoca estados de mudez emocional que en ocasiones se somatiza. El cuerpo lo detecta todo y reacciona en consecuencia. Por ejemplo, a través de la garganta con hipotiroidismo; a través del corazón con hipertensión; a través del estómago con ansiedad en lo que se refiere a la comida.

En las consultas sobre nutrición, lo primero que hago es preguntar a la paciente cómo se lleva con su madre. Mi objetivo no es juzgarla, sino ponerla en una situación que le permita mirar a su madre con objetividad y clarividencia, sin dejarse cegar por estereotipos engañosos. Me propongo hacerle entender que debe aceptar a su madre tal como es, pero poner límites como adulta que es. La paciente es una mujer adulta, ya no es esa niña con la que su madre se siente cómoda. Una niña tal vez se deje manipular, pero una mujer adulta no.

Y cuando se trata de adelgazar, cada uno debe aceptar su responsabilidad. No vale atribuir la culpa a los demás de los kilos que te sobran. Si has sufrido una crisis con tu madre o con cualquier otro miembro de la familia, aprovecha la ocasión como una oportunidad de crecimiento, de valoración y de fortaleza.

Una infancia difícil no es excusa para que lleves una vida adulta anestesiada. No sirve de nada culpar a los demás. Debemos avanzar afirmándonos en nuestra voluntad de hacer las cosas como queremos. Si lo que quieres es adelgazar de manera saludable, necesitas un estado de conciencia personal, estar alerta con tu entorno y tener paz contigo, además de saber lo que es justo para ti y confiar en tu fortaleza interior.

Es importante saber decir *no*. *No* quiero, *no* puedo, *no* sé.

Nadie te va a dar una medalla por tu inmensa capacidad de sufrimiento y de fustigarte. Tu única medalla es tu amor propio.

Cuando dices *no*, muestras tu habilidad para expresar en voz alta lo que es justo para ti. Saber decir *no* puede llegar a ser una prueba de amor hacia ti misma.

8

TU BOICOTEADORA

Juana Pepa

Juana Pepa, sé que estás ahí. Por mucho que te escondas, sé que ocultas tu cara bajo distintos disfraces. Y lo sé, porque Juana Pepa soy yo. Desde mi infancia ha formado parte de mí, es mi otra mitad. Le he puesto nombre; la llamo «boicoteadora». Más que decir que Juana Pepa soy yo, lo correcto sería decir que es mi otra cara, esa que intento no ver porque me resulta molesta. Pero yo sé que está ahí, en cuanto me descuido toma posiciones y pretende manipularme. Ella es algo así como la cara oculta de mí misma, nadie la ve, excepto yo. Es muy importante que os explique quién es para no olvidar que por fin le he ganado la batalla. Para ello voy a recordar la imagen de la cascada de hielo.

Una vez cruzada esa zona letal, llegas a una explanada de hielo totalmente llana y de apariencia apacible. Piensas que queda poco para llegar al campamento I y descansar.

Pero estás a medio camino, en mitad del glaciar. Te encuentras en el llamado campo de *football*. Su superficie lineal es un perfecto camuflaje para las grietas, que no son tan profundas como las anteriores, pero lo suficiente para que resulten igual de peligrosas. Esta etapa es el preludio de la última parte de este glaciar: un gran muro de hielo que deberás escalar y que requerirá de un gran esfuerzo psicológico por tu parte.

Después de una etapa tan difícil como la vivida en el capítulo anterior, necesité hacer una parada con el fin de alimentarme e hidratarme, con la satisfacción de reconocer el crecimiento personal que yo había experimentado. Observé que mi lugar de descanso era un campo aparentemente llano y plácido, que no era otro sino mi propio yo. Mi ser. Pero al contemplarme con más detenimiento, pude ver que tenía grietas. No se parecían a las que había visto antes; estas eran menos profundas, aunque observé que su tamaño aumentaba lentamente. Eran mis grietas vitales; es decir, mis dolorosas vivencias que yo mantenía ocultas. Al levantar la mirada del suelo vi que delante de mí se levantaba un gran muro de hielo. Entonces me di cuenta de que debía escalarlo. Ese muro era *yo*.

Para ser sincera conmigo misma y reconocer con autenticidad quién soy yo, inicié esta última escalada. Para ello tuve que, por decirlo de alguna manera, desmenuzar mi persona, mi alma, con el objetivo de ir en busca de la verdad. Y la encontré… casi invisible, oculta entre las grietas. También ella estaba en la cima de esa horrorosa pared de hielo. Con paciencia y cobardía esperaba que yo desistiera y cayera rendida de cansancio emocional. No era la verdad que buscaba. Era mi némesis, esa gran mentirosa, cobarde y tramposa personita que era mi boicoteadora. La llamaré Juana Pepa.

¿Quién es en realidad Juana Pepa? Es mi peor enemiga. Todos llevamos dentro una Juana Pepa. Según leí en un libro hace tiempo, tu peor enemigo no eres tú. Tu enemigo es esa persona que los demás esperan que seas. Es importante no confundirla con Mr. Hyde, puesto que la identidad de Hyde está marcada y con su agresividad muestra más valentía que el Dr. Jekyll. Juana Pepa es una cobarde, casi nunca se deja ver, no te mira a los ojos, solo ataca cuando estás más débil. Y aunque no quieras escuchar su voz, ahí está continuamente dando la lata. Yo empecé a ser consciente de mi victimismo cuando supe de la existencia de esa maldita manipuladora.

Mientras vivimos con nuestros padres, nos adaptamos al bienestar que nos proporciona el calor familiar. La convivencia en el hogar nos impone una forma de ser, de actuar y de comportarnos de la que apenas somos conscientes. Nos impone, en definitiva, una moral que se prolonga en la escuela y en nuestro entorno social. Hasta que llega un día en que nos hacemos preguntas. ¿Soy como soy porque quiero ser así o porque me han educado así? En el momento en que tomamos conciencia de que hay algo que no encaja con nuestro verdadero ser, toca pelear para intentar sobrevivir a esa educación impuesta. Entonces empieza la guerra, una guerra que primero es interna para entender lo que pasa y después se libra con el entorno. Mis padres me educaron a su imagen y semejanza; mejor dicho, a imagen y semejanza de lo que ellos quisieron y no pudieron ser. ¿Esto significa que soy el resultado de su propia frustración? No me gusta haber llegado a esta conclusión, pero es una pregunta que me he hecho a menudo.

Mi esencia y mi carácter, ahora lo sé con certeza, iban desapareciendo por culpa del modelo impuesto. Esto me ha exigido muchos años de trabajo personal hasta conseguir que saliera a la superficie mi verdadero yo. Mi personalidad estaba ahí en el fondo desde el principio, aunque yo todavía no supiera cuál era. Lo que sabía era que tenía ganas de salir, de expresarse y de existir. Mi voz necesitaba ser escuchada. Esto provocó malestar en mi entorno, pues al cuestionarme a mí misma también lo hacía con quienes me habían educado. Se generó una resistencia muy difícil de combatir, pues tuve que enfrentarme cara a cara con mi familia y rechazar prejuicios que me habían inculcado: ir contra la familia está mal visto, rebelarme contra la familia me hace ser mala hija, alejarme de la familia es una falta de amor hacia ellos... Todo esto me exigió un trabajo muy profundo para poder gestionar la culpa que sentía por mostrarme desagradecida con los míos. Desde la infancia me hicieron creer que estaba en deuda con mis padres. «Te lo hemos dado todo, eres quién eres gracias a nosotros...». Cuando empecé a dudar, surgió el fantasma de la culpa y el reproche. *Soy una desagradecida.*

No me gustaba esta frase cuando la oía en boca de mis padres, pero mucho menos, en boca de mi propia conciencia. Otra vez Juana Pepa. Para no tener que escucharla más, desarrollé un proceso de despersonalización que me hizo ser quien en realidad no era. Para no disgustar a mi entorno y no sentirme mal con mi familia, construí una falsa personalidad. Todo esto ocurrió sin apenas darme cuenta. Hasta que, ya cumplidos los treinta, emergió inevitablemente mi verdadero ser. Ya no era una niña, tampoco una adolescente. Ya era una mujer. Empecé a hacerme preguntas que no estaba dispuesta a callar ni a esconder. Había dejado de ser manipulable, nadie podía moldearme a su imagen y semejanza. Pigmalión no tenía nada que hacer en mi vida, aunque ese Pigmalión fuese mi propia madre. El cincel lo movería yo sola en la dirección que quisiera. Mi familia quedó atrás, y a Juana Pepa la puse en su sitio. No escucharía más su voz chillona y repelente, que me machacaba en cuanto me descuidaba. Hasta entonces, quizá me hizo dudar de quién era yo. Pero ya no más. Adiós, Juana Pepa. A mí no me mareas más. Puede que todavía no sepa quién soy, pero ya sé quién no quiero ser.

YA NO SOY UN TÍTERE

Se acabó sonreír porque me digan: «Sonríe». Se acabó bailar porque me digan: «Baila». Se acabó el besar a quien no me apetece y bajar la cabeza ante algo que no me gusta. Se acabó el «cierra la boquita». No busco reconocimiento, no pertenezco a nadie porque no soy un objeto en propiedad. Adiós a la resignación de tener que hacer algo por el simple hecho de obedecer. Seré buena mujer porque yo quiera ser buena. Seré obediente cuando esté de acuerdo con lo que me pidan. Diré sí si es lo que yo quiero, pero me negaré si no es lo que quiero.

Hasta ahora tenía a un amigo imaginario; aunque no lo elegí ni lo busqué conscientemente, estaba siempre conmigo. Ahora entiendo por qué. Ese amigo era una especie de tabla de salvación, una voz interior con la que entablaba un diálogo para protestar contra cosas que no me gustaban y otros me obligaban a hacer. Un buen día, ese amigo desapareció. Recuerdo que yo tendría unos ocho años, de repente dejé de oír esa voz que no era sino la mía propia. Aunque entonces no tenía capacidad de entender por qué mi amigo imaginario se había ido, ahora sé que fue en ese momento cuando supe que yo no era lo que mis padres esperaban que fuese. Tuve que empezar a construir mi propio muro de la ciudad vital en la que quería refugiarme y aprender un nuevo vocabulario. Palabras como injusticia, invalidez, frustración, rabia, rebeldía, mentira, revoloteaban en mi cabeza a pesar de no saber qué significaban exactamente. Las leía en los libros y me gustaban. Pero no sabía a quién decírselo, porque en la adolescencia no tenía aún herramientas para hacerme escuchar de un modo convincente. «Ya se te pasará», solía ser la respuesta habitual cuando expresaba mi inquietud y mis dudas.

Me rendí. Tiré la toalla y reconocí mi incapacidad para comunicarme con mi familia y con mi entorno. Fue como firmar un acuerdo de paz entre mi voz interior y el mundo exterior. Libraría la batalla a mi manera estando a solas, mientras que con los demás mostraría otra cara. Aficionada como siempre he sido a leer libros de mitología, un día supe qué dios me ayudaría en mi decisión de no pelear inútilmente: Jano. El dios Jano tiene dos caras: una para tiempos de guerra y otra para tiempos de paz. En aquel entonces yo necesitaba paz, puesto que aún vivía con mis padres. Cuando fuese oportuno mostraría la otra cara: la de mi guerra, que empezaría pronto para dejar atrás un mundo que no me interesaba.

Mientras tanto Juana Pepa seguía creciendo, aunque yo no lo sabía. Juana Pepa es muy astuta, no se deja ver y está bien protegida. Cumplí treinta y cinco años, y ese día cambió mi vida. Miré a Juana Pepa de frente, cara a cara. «Tú habla lo que quieras», le dije sin que me temblara la voz. «Tú sigue diciendo eres fea, demasiado alta, que tus labios son muy grandes, que no juegas con chicos, que no te sabes divertir, que solo te interesan los libros, que no disfrutas comiendo porque no sabes comer, que no haces ejercicio y no sabes cuidarte, que eres un desastre…».

Juana Pepa llegó a estar gorda porque se alimentaba de mi propia inseguridad. Vivía a costa de mí como una garrapata. ¡Pero yo no me daba cuenta! Cegada por mi victimismo, su maldita voz taladraba mi cerebro y no me dejaba vivir. ¿Para qué vas a pedir trabajo si nadie te va a querer? ¿Para qué seguir estudiando si no tienes dinero para pagar tus estudios? ¿Para qué discutir con tu madre si ella, al final, siempre tiene la razón? ¿Para qué ser ambiciosa si nunca vas a conseguir nada? Sé realista. Ten los pies en el suelo… Juana Pepa era más fuerte que yo y mucho más gorda porque se alimentaba de mis propios miedos.

Hasta que un día me miré en el espejo y dije: «Se acabó, Electa. Deja de echar la culpa a esa voz llamada Juana Pepa, porque Juana Pepa eres tú. Deja de buscar excusas. Decide de una puta vez qué quieres hacer con tu vida, y hazlo sin echar la culpa de tus errores a nadie». Tuve esa lucidez mientras estaba leyendo el mito de Narciso por quinta vez. Cada vez que vuelvo a un mito percibo matices nuevos que antes no había visto. Al observar a Narciso contemplando su propio reflejo en el agua, comprendí que lo cómodo es culpar a otros de nuestro sufrimiento. Y esto en el fondo es una forma de agresividad que nos hace un daño terrible, porque intoxica la forma de comunicarnos con los demás y también con nosotros mismos. Qué cómodo es culpabilizar a otros. Qué bien se está en la zona de confort esperando a que otros solucionen los problemas.

Hay que decir no cuando toca decir no. Hay que mirarse en el espejo y decirse a uno mismo: «Se acabó, ya no hay excusas». Esto fue lo que hice el día en que decidí emprender mi viaje vital y construir mi ciudad amurallada. «Mi cuerpo es mío y solo mío. Mis deseos son míos, no necesito consensuarlos con nadie, sino conmigo. Aquí empieza mi libertad». Ya había cortado el cordón umbilical con mi madre, ahora tocaba cortarlo con la estúpida de Juana Pepa.

Marcados bien los límites, no entraría en mi ciudad nadie que yo no quisiera. El victimismo tenía prohibida la entrada.

Construí un nuevo lenguaje. Quedaron borradas para siempre frases como: esto no puedo hacerlo, no me atrevo, no me lo merezco, esto no es para mí, nunca seré capaz de hacerlo, no valgo para esto, nunca lo voy a conseguir, siempre me pasa a mí lo malo, nadie me comprende, qué injusta es la vida conmigo, qué dirán si hago una cosa así...

«¿Quieres seguir siendo una enana emocional?», me pregunté una mañana que había dormido mal y estaba de mal humor. Hay dos cosas que me irritan: sudar y dormir mal. Esa mañana mi cuerpo sudaba y había dormido fatal. ¡Así que estaba de un humor de perros! Me levanté, me miré en el espejo y, al ver que parecía un monstruo con el pelo encrespado como si fuera un caniche enchufado a un cable eléctrico, me di una bofetada para confirmar si aquel adefesio era yo. Y sí. Lo era. Me fui a la cocina, preparé un café bien cargado y desayuné a conciencia. Necesitaba energía para decirme en voz alta: «Haré lo que me dé la gana».

Esto fue exactamente lo que hice, romper con una limitación que había empezado no sé cómo ni cuándo. Decidí ir al cine sola. ¿Sé comprar una entrada yo sola? Sí. ¿Sé elegir qué película quiero ver? Sí. Me gustan las de miedo. Para ir al cine no necesito a nadie. En el cine hay que estar callado y mirar la pantalla, para qué quiero compañía mientras como palomitas. Qué alivio sentí la primera vez que fui al cine yo sola. ¿Y sabes qué? No me pasó nada. Volví a casa sana y salva. Lo segundo que hice fue planificar un viaje sola. Tampoco necesitaba compañía de nadie. Sé comprar un billete de avión, sé elegir un destino exótico y no necesito consensuarlo con nadie. Llegaré al hotel, la habitación será entera para mí, decidiré qué quiero visitar, iré a cenar donde me dé la gana y lo pasaré de puta madre. Sola. Así lo hice.

Mi primer viaje sola fue maravilloso. No me asaltó nadie, nadie me raptó ni me hizo nada horrible. Regresé sana y salva, con una experiencia más enriquecedora de lo que jamás habría soñado. Al ver cómo reaccionaban mis amigas cuando se lo conté, tuve que reprimir mis ganas de decirles: «Mata a Juana Pepa y vete de viaje tú también». Pero no soy quién para dar consejo a quien no me lo pide. Viajar sola fue un descubrimiento revelador. Compartí con personas diferentes a mí, en lenguas que no hablo y creo que no hablaré jamás. Pero la comunicación no solo es posible hablando una misma lengua. Se puede entablar conversación de muchas otras maneras, eso lo descubrí viajando sola. La experiencia de estar sentada en la plaza de Isfahán en Irán, contemplando y pensando en mí misma, fue algo extraordinario que no olvidaré jamás. A través del viaje exterior aprendí a realizar mi viaje interior y a conocerme a mí misma. Descubrí por primera vez que el conocimiento interior solo pasa por mi aceptación, no por la aceptación de los demás. Comencé a quererme; por fin, encontré mi sitio. Al haber perdido el miedo a viajar sola (unos años antes esto hubiera sido impensable), perdí el miedo a hacerme preguntas y ya nunca más puse límites a mi búsqueda de la felicidad. «Yo sé qué puedo». Esto es lo que me digo a mí misma cada día por la mañana.

Hoy, felizmente casada desde hace nueve años, sigo viajando sola por lo menos una vez al año. Elijo el destino y la ruta que quiero hacer. Aunque también viajo con mi marido y voy con él al cine, es fabuloso saber que puedo hacer todo eso sola sin sentir miedo ni la necesidad de ir siempre acompañada. A esto lo llamo libertad. Cuando quiero la compañía de Juana Pepa (¡porque es muy pesada la tía y de vez en cuando llama a la puerta!), la invito a entrar y tomamos juntas una copa de champán. Pero no es más que una simple invitada: se irá en cuanto vacíe la copa, no se quedará más tiempo del que yo quiera.

La primera vez que le abrí la puerta de mi casa a Juana Pepa tuvimos una conversación tan agradable que ahora la invito de vez en cuando porque ya sabe cuál es el límite que no puede traspasar. Esto fue lo que le dije:

Entiendo que tengas miedo del futuro y de lo que no conoces, pero te pido, por favor, que veas las cosas con optimismo. No pienses que vas a fracasar, ten confianza en ti misma.

Entiendo tus dudas, pero te pido, por favor, que no me las traslades a mí. Yo confío en mí.

Entiendo tu desconexión emocional con tu vida y con tu entorno. Pero te pido, por favor, que me dejes abrir mi corazón, déjame que explore mis sentimientos porque son míos y de nadie más. Yo soy yo, en mi corazón mando yo.

Entiendo tu inseguridad porque tienes miedo al rechazo. Pero te pido, por favor, que dejes de filtrarlo todo por el tamiz del ego y de la soberbia. Deja de imponerme un nivel altísimo de exigencia, no me hagas creer que necesito la valoración de los demás para valorarme a mí misma. Yo sé lo que valgo, me acepto como soy.

Entiendo tu culpabilidad, sientes que debes castigarte por no hacer siempre lo correcto. Pero te pido, por favor, que dejes de ser mi juez y dictar sentencia. Tus creencias limitan las mías y no te permito que seas mi filtro de las creencias impuestas. Yo ya he filtrado las mías propias. Mi familia no me va a imponer una forma de ser para hacerles a ellos felices. Mi amor propio está ahora donde siempre debió estar. No permitiré que nadie me juzgue o me diga lo que debo y no debo hacer. Lo que es bueno para mí tendrá que ser bueno para los demás.

Te agradezco tu soledad porque gracias a ella entendí que debo alejarme de cualquier intento de manipulación emocional. No necesito a nadie a mi lado para ser feliz o sentirme segura y protegida. Me tengo a mí misma, me siento realizada como mujer y como persona. Soy completa, no necesito una media naranja. Gracias a ti aprendí a escuchar mis silencios. Ahora sé qué cosas decir porque tengo mucho que decir. Pero te pido, por favor, que no me arrastres en tu abandono. Tengo mi ciudad vital bien amurallada, todo intento de dañarme o intoxicarme será rápidamente neutralizado. Quiero a alguien a mi lado, precisamente porque sé que no necesito a nadie. No quiero a una pareja por necesidad, sino por decisión propia. No busco un guía de viaje, el viaje lo hago yo. Quien me acompaña en la vida sabe que está donde está porque compartimos caminos, objetivos, deseos y sentimientos. No hay nada impuesto por elementos ajenos a nuestra libre voluntad. Nadie me hará daño, nadie tiene esa capacidad. Ya no. Ser consciente de esta verdad me da una fuerza inmensa. Me hace poderosa.

Quizá Juana Pepa no desaparezca de mi vida, por mucho que yo la mate. Es como una maldita hiedra. Resurge y revive, porque está bien alimentada. ¡Así es ella de cabrona! Pero no me pillará desprevenida. Ya sé qué aspecto tiene y conozco su olor por mucho que se esconda bajo un disfraz. Ya he aprendido a base de hostias. Sé reconocer mis miedos y diferenciar entre miedo e inseguridad, entre complejos y necesidad de aceptación. Nada de eso me provocará estrés o ansiedad. Y mucho menos, sentiré rabia por viejos fantasmas que me hicieron malgastar mucho tiempo.

Confío en mí y en mi criterio, esta es mi fortaleza. Juana Pepa andará por ahí buscando cómo colarse por algún resquicio del muro, pero no entrará si yo no la invito a pasar. Construiré para ella una casa al lado de mi palacio, su presencia será un recordatorio de lo que yo habría podido ser si sucumbía al miedo. Me viene bien no olvidar lo que me puede ocurrir si dejo que el ego guíe mi vida. En cuanto me descuide, Juana Pepa amenazará con despertar miedos ocultos, pero no lo conseguirá. Está en su naturaleza boicotear. No lo puede evitar, es como un escorpión. Pero ya hace tiempo que me alejé de escorpiones y de langostas con pinzas grandes. Para pinzas grandes, las mías.

Acabada está la reserva de todo victimismo, su esfuerzo por revivir en mi persona es inútil. Ese niño malcriado que estaba siempre al acecho de la queja y del infortunio ha desaparecido de mi vida.

Adiós, Juana Pepa.

PERO QUE NO SE ME NOTE

—Que no se me note, doctora.

—De acuerdo.

—Quiero decir que…, bueno, usted sí porque es la doctora. Pero que los demás no lo noten.

—De acuerdo.

—¿Entiende usted a qué me refiero?

—Sí.

—Porque luego me dicen que por qué me he retocado la cara, si estaba estupendamente. Así que, por favor, que no se me note que me he hecho algo. ¿Lo entiende?

¡Pues claro que lo entiendo! Oigo estas palabras cien veces al día. Juana Pepa al acecho, vigila desde arriba en su atalaya. Las va cazando como a moscas, todas caen en su red. Pocas son las pacientes que entran en mi consulta decididas a hacerse los retoques que les dé la gana porque les da la gana. Lo pagan ellas. ¿A quién más debe importar lo que hagas con tu cara, con tu culo o con tus nalgas? Es como si sintieran pánico. Esto es algo que me costó entender hasta que, como ya habrás adivinado, encontré la respuesta mientras contemplaba un cuadro en el Museo del Prado: *Apolo venciendo a Pan*.

Yo no tenía ni idea de quién era Pan. Apolo sí sé quién

es, me parece un dios fabuloso. Pero ¿quién es ese dios tan feo llamado Pan? Competían entre ellos por quién tocaba mejor la flauta. Hay que ver en qué pierden el tiempo los dioses... En la competición ganó Apolo, naturalmente. Pero mientras tanto, ahí estaba Pan, con sus patas peludas de cabra y orejas puntiagudas. No me extraña que de ahí venga la palabra pánico. Entiendo a mis pacientes, de verdad que sí. Sienten pánico por lo que les dirá su marido al llegar a casa. O qué les dirá la suegra, o su madre, cuando sepan que ha ido a retocarse la cara. Les preocupa, y es comprensible.

Pero en cuanto les hablo de Juana Pepa entienden perfectamente que quitarse a Pan de encima es fácil, además de necesario. Basta con no escucharle. Pan, en el fondo, no es sino ese niño malcriado que fastidia y llama la atención. No tiene otra cosa que hacer, es su única distracción porque nadie le hace caso y no lo puede soportar. Es llorón, quejica, insatisfecho, feo, acomplejado. Culpa a los demás de sus defectos. En vez de mirarse a sí mismo, busca una víctima en quien proyectar su propia insatisfacción.

¿Has decidido venir a la consulta? Pues adelante, no escuches voces malignas que cuestionan tu decisión. Eres libre, tienes autonomía para decidir qué quieres hacer con tu cuerpo. ¿Lo pagas con tu dinero? Pues no se hable más. Cuando te quitas de encima ese peso del boicot constante, se abre ante ti un campo de visión fabuloso. No es otra cosa que tu intuición, tu conexión interna y tus propios sentidos. En tu vida mandas tú.

Normalmente todo empieza con un «claro, mujer, si

esto es lo que quieres...». Te lo dicen para que no pienses que se oponen a tus deseos. Pero cuando llega el momento de la verdad y ven que has sido capaz de llevar adelante lo que era solo un deseo, se fastidia todo. Aparece Pan con su maldita flauta y no te deja en paz.

«Que no se note, doctora...».

Pues si no se tiene que notar, ¿para qué vas a gastarte el dinero infiltrándote en la cara? Quédate en casa entonando el *mea culpa* con la música de fondo del victimismo que no cesa. Quédate en casa lamentando que no puedas salir a tomarte una cerveza, que te prohíban echar leche al café cuando lo que a ti te gusta es tomar café con leche, quédate lamentando que no puedas salir de tapas porque las tapas engordan. ¡Dile que no a Juana Pepa! Ciérrale la puerta, pues ella es la culpable de tu estrés, de tu falta de sueño, de tu ansiedad y de todo lo que causa tu aumento de peso. Te quejas porque no consigues bajar de peso. Y no lo logras no por culpa de la dieta, sino porque alguien está boicoteando tu proceso de adelgazamiento. Ese boicot tiene nombre propio, no lo voy a repetir; ya he mencionado su nombre demasiadas veces. Si sigo hablando de ella acabará encantada, porque precisamente esto es lo que busca: que se hable de ella. Si dejamos de mencionar su nombre desaparecerá.

—Yo me conformo con perder cinco kilos, aunque me sobran veinte. Pero con cinco me conformo, no quiero que se me caiga la cara. No pretendo lucir como si fuera un treintañera, sé los años que tengo, pero es que...

—Lo entiendo.

—¿Seguro que entiende lo que quiero decirle, doctora? ¿De verdad puede alguien pensar que yo no entiendo que una mujer quiera perder solo cinco kilos y no veinte para que su aspecto no cambie radicalmente? Pues claro que lo entiendo. También entiendo que lo que está buscando en realidad es mi aprobación, mi comprensión y mi compasión. Pero en mi clínica no vendo compasión. Mi clínica no es un consultorio sentimental ni tampoco un confesionario. Escucho a mis pacientes con toda mi atención y, cuando llega el momento de decirles que sus lamentos son solo excusas, lo digo claramente. Porque echar la culpa a otros es muy fácil, pero no sirve de nada, es perder el tiempo. Empieza por preguntarte qué quieres, no escuches la voz que se obstina en boicotear tu voluntad. ¿Estás a dieta y por ello no puedes tomar alcohol? No por eso serás infeliz. ¿Debes tomar café sin leche por las mañanas? Pues afróntalo con deportividad, deja de protestar. El café es café de verdad si lo tomas sin leche y sin azúcar. Aprende a ver el lado positivo de las cosas. Quejarte por todo no es la solución. Si te sobran veinte kilos y estás al borde de la obesidad, deja de preocuparte por si se te cae la cara. ¡Piensa en tu salud! De poco servirá perder cinco kilos si lo que necesitas es perder veinte. Cinco kilos no te darán el bienestar estético ni saludable que estás buscando. Para alcanzar un peso saludable, no te compares con nadie. Actúa con sentido común de acuerdo a tu edad y a tu físico. Nadie debe juzgarte por querer hacer dieta. Solo tú tomas la decisión en tu propio beneficio.

—Me dan miedo los pinchazos, doctora.

—Tranquila.

—No quiero parece artificial.

—De acuerdo.

—Que no se note que me he hecho nada en la cara, no quiero moretones.

—¿Tú confías en mí?

—Sí, doctora. Confío en usted.

—¿Y en ti, confías en ti?

—Sí, claro.

—Pues deja de poner excusas. Relájate, que allá voy.

**Tienes la capacidad de guiar tu propia vida
y mereces ser feliz.**

9

PROPIEDAD DE NADIE

¡Fuera preposiciones!

Soy la mujer de…

Cuántas veces nos presentamos diciendo esta frase: «Soy la mujer de…». En tan pocas palabras cuánto significado se esconde, acumulado por años y años de tradición. En español las preposiciones sirven de enlace entre palabras. Nuestro idioma usa muchas preposiciones y muy a menudo. No así en inglés, que para expresar la relación de dependencia o de propiedad utiliza el genitivo. ¡El genitivo!, así lo llaman. ¿Tiene que ver con genes? No lo sé, quizá sí. El genitivo es un caso que empleaba el griego antiguo y también el latín, incluso en árabe existe el genitivo. ¿No es curioso que, siendo el español una lengua procedente del latín, recurramos a una preposición cuando en latín y en griego se usan el genitivo? No es que yo sepa latín, pero algo me suena. *Ser la mujer de…* Se empieza por este tipo de licencias y se acaba por confundir términos de mayor importancia. Hay otros ejemplos.

Usar «en» en vez de «entre» puede jugarnos una mala pasada. Usar «de» cuando no hace falta puede provocar un lío bien gordo. En fin…, lo que a simple vista son humildes preposiciones es capaz de manipular el pensamiento. Aquí van algunos ejemplos:

En la consulta, cuando la mujer se encuentra en las etapas finales de su embarazo y se queja de lo cansada que está, el ginecólogo dice:

—No se preocupe usted, va a parir en siete días.

—¡Siete días va a durar el parto!

—No, mujer, me refiero a que el parto será dentro de unos siete días.

Pues mire usted, «en» no significa lo mismo que «dentro de».

En una entrevista un alcalde de Madrid afirmó hace muchos años:

—Hay que hablar sin tapujos de los problemas de Madrid. Efectivamente, las prostitutas deben de tener derechos.

—¿Y qué hará usted para que se respeten sus derechos?

—Estamos en ello.

El señor alcalde demostró tener buena voluntad, pero quizá no sabía que confundir «deber» con «deber de» es como confundir los derechos que *tienen* las prostitutas con la *suposición* de que los tienen. El alcalde debió haber dicho: «las prostitutas *deben tener* derechos».

Y ahora vamos con la preposición caprichosa de «mujer de». A primera vista no es nada grave. Pero cuando además se le añade «la mujer de», adquiere un carácter de exclusividad que puede ser engañosa. Cuando esa preposición acompaña a «soy amiga de» entendemos perfectamente que nuestra relación es de amistad, y la preposición actúa como un simple nexo. Pero cuando se trata de «mujer de», el significado de posesión sobrevuela peligrosamente y nos deja sin capacidad de maniobra. Ojo con las preposiciones. No son tan inocentes como parecen.

Más adelante nos ocuparemos de «para», que en sintonía con «por» forma parte del repertorio preferido de las madres. Y también de los maridos, naturalmente. Posesión, propiedad, dominio, avaricia, exclusividad, sometimiento. En definitiva, prejuicios y comecocos. Si no ponemos atención, una simple preposición nos puede encadenar a una madre, a un marido, a una suegra. Lo que en principio es simple lenguaje puede convertirse en esclavitud.

Las mujeres, especialmente, hemos sido educadas para ser mujer de, por o para alguien. Yo he dedicado gran parte de mi vida a poner en su sitio cada una de estas preposiciones. Al principio quise eliminarlas todas; así de radical fue mi reacción ante lo injusto de dichas preposiciones cuando afectaban a las mujeres. Pero más adelante, con la perspectiva que proporciona la experiencia vital, fui cambiando mis filtros hasta conseguir verlas de forma más serena y adaptadas a mi situación personal.

Lo primero que hice fue darle al significado de cada preposición su valor exacto. Es decir, entenderlas como un simple nexo entre palabras, no como una relación entre ellas. «Mujer de» no implica en ningún caso una relación de dependencia o de propiedad. Pero hasta llegar a esta firme conclusión tuve que derribar arquetipos que se habían fijado en mi cerebro desde la infancia. Los arquetipos son una especie de patrones emocionales que se quedan fijados en nuestro inconsciente; algo así como nuestra personalidad forjada a partir de creencias del entorno. Sin darnos cuenta, un papel dominante ajeno a nuestra voluntad dirige la partitura de nuestra vida. Formamos parte de una orquesta que otros dirigen con una sutil estrategia. Así van surgiendo distintos arquetipos que conviene identificar antes de que sea tarde. He aquí algunos modelos:

El arquetipo del cuidador es casi exclusivo de las mujeres. En él se dan cabida la ternura, la compasión, el sacrificio y la generosidad. El cuidador antepone las necesidades ajenas a las propias y encuentra sentido a su vida a través de la protección de quienes le necesitan. El aspecto más oscuro de este arquetipo se hace evidente cuando entra en contacto con un entorno que no tiene límites, exigente e insatisfecho, y que lleva en ocasiones a una situación de esclavitud 2.0. Frases como «a veces me siento esclava en mi propia casa» van activando este peligroso victimismo. Para evitar caer en él, quise poner en práctica el concepto de vida plena, es decir, colocarme a mí misma en el centro de mi vida: el yoísmo iba a ser mi círculo vital. Pero fue más difícil de lo que pensaba porque sin ser consciente de ello pasaba de un rol a otro y seguía sin prestarme atención a mí. Educada como fui para estar pendiente de los demás, surgía de nuevo el arquetipo de cuidadora. Y para pensar en mí, nunca había tiempo.

Hasta que un día lo vi claro, ya te lo he contado. Estaba sentada en un avión a punto de despegar. Mientras miraba a la azafata dando instrucciones de seguridad, mi cerebro se activó al oír que «primero debe colocarse usted el chaleco y la máscara de oxígeno, y después ayudar a los demás». ¡Pues claro! Eso tiene sentido, pues ¿cómo voy a poder ayudar a los demás si antes no me ayudo a mí? Al verlo claro me invadió una sensación de alegría y de bienestar infinita. Entendamos por *los demás* a todas las personas que conforman mi entorno, pero especialmente los hombres. Y de ninguna manera debe entenderse esto como un canto al feminismo. No pretendo criticar al sexo contrario, pero por la educación recibida es la que se ha ido infiltrando en mi ser a través de los años. El entorno lo han protagonizado los hombres, este es un hecho objetivo.

Lo que me propongo en estas páginas es exaltar el papel de la mujer como un ser independiente, autónomo y sin ataduras. Es necesario que esta etapa la realices sola, pues llevas tacones y es importante que te concentres en asimilar el camino que estás recorriendo. Caminas sobre laderas empinadas y escalas muros de hielo, siendo consciente de tu cuerpo y de cómo él está conectado con cada paso que das. Esta etapa es tuya, la primera sin guía ni acompañante que te incentive y dé ánimos. Aquí ya, por fin, vas a soltarte de las cadenas de la dependencia que tienes con tu entorno. Estás aquí y es así por méritos propios, has escuchado tu instinto; el remanente de tus resistencias emocionales se ha evaporado. A esta altura de tu ascenso, todo lo que lleves encima o tire de ti constituye un reto al aguante que has tenido hasta ahora: cómo has tolerado que tu entorno te vea como un objeto de posesión.

Aunque lleves mucho recorrido en tu viaje y sientes que tu ciudad vital es fuerte, en este tramo los fuertes vientos provocados por la negativa de tu entorno a tu necesidad de ser libre pueden derribar los muros de tu ciudad. Por eso es esencial que esto muros sean resistentes y veas que nadie ha tatuado su nombre en las piedras que lo forman con el fin de atribuirse una parte de ti como creación propia.

Empezaré por desterrar el uso de preposiciones cuando vea en ellas el significado de propiedad privada. Pero sin juzgar al hombre, pues nunca ha sido mi intención hacerlo.

Mujer de

Empezaré este capítulo con una mujer extraordinaria: Elisa de Tiro, Dido la llamaron los libaneses, en cuyos puertos atracó. Dido fue una mujer de gran inteligencia, muy astuta y experta matemática. Su fama se la dio la capacidad que mostró de superar contratiempos en momentos muy difíciles. Huyendo de su cruel hermano y de un matrimonio infeliz desembarcó en tierras lejanas de su ciudad natal. Con gran habilidad pidió al jefe de la tribu a cuyas tierras arribó que le cediera un lugar para fundar una ciudad donde empezar una nueva vida. Su petición obtuvo resultado, pues le fue entregada una piel de buey con la condición de que su nueva ciudad no excediera el tamaño de dicha piel.

Dido aceptó y se puso manos a la obra. Cortó la piel en tiras muy finas y con ellas trazó un extenso perímetro en cuyo centro levantó una fortaleza a la que llamó Birsa, conocida después como Cartago, la Túnez de hoy en día. He aquí un buen ejemplo de ciudad amurallada con el fin de fortalecerse primero por dentro y después protegerse frente al enemigo. Dido necesitaba recuperar su esencia, tras haber soportado el maltrato de dos hombres que habían ejercido un poder destructivo en su vida. Con enorme sabiduría, fue capaz de construir su propia ciudad vital. Años después, como reina cartaginense indiscutible, recibió a un huésped inesperado llamado Eneas. Eneas era un joven guerrero que huía de la ciudad de Troya que los griegos habían destruido. Vagaba sin rumbo en busca de nuevas tierras en las que fundar una nueva patria. Dido y Eneas tenían mucho en común, y no nos sorprende la reacción de Dido al escuchar el triste relato de Eneas, que se había quedado sin patria, abandonado a la suerte y al destino de los dioses. En Dido se activó el arquetipo de cuidadora. Pidió a Eneas que se quedara con ella, juntos levantarían un imperio que sería también su hogar.

Pero Eneas siguió el camino que le marcaba su destino: fundar una nueva patria, Alba Longa, posteriormente Roma. Dejó atrás el sentimiento de amor que Dido le expresó en uno de los fragmentos amorosos más bellos de la literatura y que conocemos gracias a la *Eneida*, de Virgilio, poeta latino del siglo I. Eneas continuó su viaje, y Dido se quitó la vida subiéndose a una pira levantada por ella misma. Esta contradicción entre el poder de una mujer que ha sido capaz de levantar un imperio y la debilidad que siente al verse abandonada es un ejemplo de las consecuencias que puede tener la maldita preposición «de». Dido se veía incapaz de seguir adelante sola, sin ser *mujer de* o *hermana de*. Era reina de Cartago. ¿Para qué necesitaba ser de nadie más?

La respuesta está en la Historia. La mujer lleva siglos siendo propiedad de un hombre. La Historia nos ilustra con casos en los que una mujer violada o asesinada era razón para que su padre o marido exigiera compensación económica por el daño causado a su propiedad. Durante la infancia, somo hijos de. Y a menudo oímos frases como «debes comportarte bien, eres mi hija». En ese instante se nos activa el papel de propiedad: hija de. Luego, hermana de; madre de... y así infinitamente. En mi caso, la ruptura de ese nexo de propiedad se produjo cuando tomé conciencia de que yo era *novia de*.

Al estar en una relación tóxica, mi rol de pareja estaba desconfigurado como ya te he contado en páginas anteriores. La consecuencia inmediata fue nefasta, pero a la vez me ayudó a despertar y desactivar mi victimismo. Y eso ocurrió precisamente mientras estaba leyendo un libro sobre la India. En la cultura hindú se considera un pilar fundamental de sus tradiciones el hecho de que la mujer nunca sea libre, porque la naturaleza no la ha concebido para ser libre. ¿La naturaleza? ¿Qué se supone que es la naturaleza, la ley divina..., la voluntad del hombre? «Menos mal que la India queda lejos de Europa», pensé. No nos afectan sus tradiciones. Sin embargo, pensándolo bien y mirando mi entorno más cercano, pensé que tal vez la India no estaba tan lejos de lo que yo creía.

La población mundial la conforman unos ocho mil millones de habitantes. En Europa viven setecientos cincuenta millones; en la India, mil quinientos millones. Como conclusión después de analizar estas cifras, decidí que yo no quiero estar en la categoría de *mujer de*. No soy propiedad de nadie, por mucho que así lo dicte una tradición. ¿Quiénes son los que convierten en tradición una costumbre nacida hace siglos de la simple comodidad y de la conveniencia personal? Qué cómodo es disponer de una mujer a todas horas. Qué absurda la idea de que una mujer necesita protección del marido o del padre.

Mujer por

Tú estás aquí por mí, tú has podido avanzar en la vida por mi dinero, por mí eres tan lista, yo te lo he enseñado todo, eres alguien por mí. Por mi sacrificio has podido dedicarte a lo que te gusta…

Ser alguien por indica dependencia. Todo cuanto eres se lo debes a esa persona, sea tu padre, tu madre o tu pareja, que te recuerda machaconamente que de otra forma no serías nadie. Yo acepto que debo saber de dónde vengo y reconocer la ayuda que he recibido. Dar las gracias forma parte del respeto y de la convivencia. Sé muy bien qué personas me han apoyado a lo largo de mi vida. Por supuesto, mi madre me trajo al mundo y a ella le estoy agradecida por encima de todo. De mis padres recibí buenos consejos y ayuda económica cuando lo necesité, también de mis amigos y parejas. Sin duda, he crecido y evolucionado gracias a todos ellos. Pero a nadie le debo mi esencia, mi personalidad, mi espíritu, sino a mí misma y al trabajo personal que he hecho con enorme esfuerzo.

Si una mujer elige quedarse en casa y cuidar del hogar mientras el marido trabaja, no está en deuda con su marido ni tiene que tolerar situaciones desagradables. Ambos se deben agradecimiento mutuo porque llevar un hogar que proporcione bienestar y equilibrio es un trabajo difícil que exige muchas horas de dedicación. Me costó tiempo llegar a esta conclusión, porque la idea cristiana del agradecimiento en forma de sumisión va calando muy profundo desde la infancia. Al cuestionarnos la veracidad de ciertas ideas cristianas, se genera en nuestro ánimo una crisis que causa muchos problemas. No es fácil desmontar una casa para montar otra, lleva mucho trabajo. Además, cuando esa casa oculta bajo su fachada profundas creencias religiosas, surgen los demonios en forma de culpa o de resentimiento.

Vivir con la convicción de que todo cuanto somos y hemos conseguido en la vida se lo debemos a alguien tiene consecuencias. Una raíz muy poderosa de atadura emocional va creciendo en nuestro interior en forma de pleitesía. Cuando esto ocurre, esa persona siempre estará por encima de nosotros y cuanto nos diga lo recibiremos y acataremos de forma sumisa y callada, puesto que se lo debemos. Si se trata de mandar dinero a mi madre, se lo mandaré sin cuestionar por qué. Porque la raíz emocional en forma de atadura me obliga a ello. Si no lo hago, soy una mala hija. Creencias religiosas. Imposiciones sociales. Mandamientos incuestionables. Cuánta toxicidad en ese maldito canon que nos viene impuesto por no sabemos quién. ¿Dices que hiciste sacrificios por mí? Pero..., mamá, entonces ¿tú crees que ser madre es un sacrificio? Yo pensé que era la mayor muestra de amor que puede manifestar un ser humano. Soy tu hija. Pero no estoy donde estoy por ti, sino porque me lo he ganado con mi propio esfuerzo. Y para llegar hasta aquí he tenido que hacerme muchas preguntas. No es cómodo hacerse preguntas, porque a veces las respuestas no nos gustan.

Si, por ejemplo, se trata de enfrentarnos a nuestro jefe y queremos pedirle un aumento de sueldo, o bien buscar un trabajo en otro lado, nos invade la culpabilidad porque creemos que le debemos el haber llegado donde estamos. Otra vez la creencia cristiana en forma de sumisión y pleitesía. La preposición «por» amenaza sobre nuestra cabeza cual espada de Damocles. Nos intoxica con la idea de que no vamos a poder seguir adelante sin esa persona *por* la cual somos quien somos.

Mujer para

La mujer debe tener hijos. Es su principal función, en ello radica la esencia del matrimonio. Otra vez la etimología: *mater* significa «madre». Desde hace siglos la mujer es utilizada como objeto de paz, pasando de una mano a otra como artículo valioso que los machos poseen con orgullo. No hace falta ir muy lejos en el tiempo. Quien conozca un poquito la obra de Jane Austen sabrá cuál era la máxima preocupación de un padre: casar a sus hijas. Así se va construyendo la pirámide de continuidad social y de la propia estirpe.

Helena de Esparta, pretendida por muchos hombres debido a su gran belleza, ha pasado a la Historia como mujer desleal y veleidosa, al haber caído en brazos del joven seductor Paris, príncipe de Troya. ¿De verdad alguien se puede creer que por culpa de Helena empezó una guerra que duró diez años? Pero ¿quiénes han escrito los libros de Historia, sino los hombres que han construido un relato manipulado por sus propios intereses? Una mujer que defiende ante todo sus ansias de libertad no puede existir en los libros de Historia. ¿Por qué, si Helena no era feliz con su esposo Menelao, el rey de Esparta, no podía aspirar a su propia felicidad? ¿Por qué se culpa a Helena de su huida y no a Paris, que fue quien la sedujo? Otra vez Adán y Eva y las creencias religiosas. Eva es la mala. Adán, el pobre inocente. ¡Pues vaya par de machos!

Helena de Troya (que así se la conoce porque se fugó a Troya con su príncipe troyano) fue una excusa perfecta para fines muy propios de machos alfa: justificar una guerra que trajo dolor y muerte, pero también grandes fortunas a quienes se repartieron el botín. Helena de Troya es el ejemplo perfecto de *mujer para*. Nació marcada por el destino. De hecho, su propio nombre significa «antorcha».

Y la reina de Troya, Hécuba, unos días antes de dar a luz a su hijo Paris, soñó que una antorcha incendiaba la ciudad de Troya. Poco podía hacer Helena ante tal destino, sino intentar ser lo más feliz posible. Nunca lo fue. A su marido Menelao no lo amaba y a su príncipe Paris lo conoció de verdad cuando ya era tarde y no podía regresar a Esparta. Tal como escribió Helena en un diario para su hija Hermione, a los hombres se les conoce cuando ya no hay solución posible. En la cama, y de noche, se ve el verdadero rostro de un hombre…

Mujer *para* ser trofeo. Mujer *para* compensar la ofensa a un marido cornudo. Mujer *para* entretener a unos héroes que apostaron por quién se llevaba a la mujer más bella. Mujer *para* la Historia: tal fue el destino para el que nació Helena de Esparta. Como siempre, contado a través de la mirada del hombre.

Quizá alguien diga: «Bueno, eso son leyendas». Helena de Troya no existió en realidad, son cuentos que contó Homero en la *Ilíada* para explicar el enfrentamiento entre dos naciones. De acuerdo, Helena de Troya no existió, forma parte de la épica literaria. Sin embargo, en la actualidad en algunos países se cometen violaciones dentro del matrimonio, que son ampliamente toleradas a pesar de ser ilegales. Todavía hoy se sigue viendo a la mujer como un objeto de valor que realza la masculinidad del varón, que la expone públicamente con orgullo de propiedad. Y cuando la mujer resulta molesta o innecesaria, se la deja en casa. La mujer es una carga, igual que lo es un paraguas cuando no llueve.

En la cocina la mujer es altamente útil; cocina y llena el

estómago del marido hambriento. En la cama, es reposo del guerrero. En el establo, es igual que una yegua. Tiene que parir, cuanto más mejor. ¿Qué papel ocupan los hermanos varones en una familia donde también hay hijas? Pues ya se sabe: repetición del modelo masculino. Un macho no recoge las migas del suelo. Eso es cosa de mujeres. Un macho se sienta después de comer a fumar el puro y beber su copa de coñac, cosa de hombres. Aún recordamos aquel anuncio en la televisión de hace décadas: «Soberano, es cosa de hombres». De aquellos barros estos lodos.

Cosa de hombres, todo era cosa de hombres. La cultura, la lectura, el aprendizaje. En las casas tradicionales aún sigue existiendo la distribución en el hogar del androceo y del gineceo como se hacía hace dos mil años. La zona de hombres, donde el patriarca recibe a sus amigos. Y la zona de mujeres, donde se tratan temas femeninos. Nos enfada ver cómo se trata a la mujer en el mundo árabe, donde a una mujer no se le permite estar presente en una conversación entre hombres. Pero ¿de verdad esto nos parece tan extraño? Hay hombres que se muestran encantados con esta división de parcelas. Así se mantienen a salvo del intrusismo femenino. Sí, intrusismo. Así es como lo ven desde su punto de vista patriarcal. La mujer no necesita estar formada, para qué estudiar. No queremos *marisabidillas*, mujeres que van a todas partes con un libro. Esto me recuerda a un precioso libro cuyo título se me quedó grabado en la memoria: *Las mujeres, que leen, son peligrosas*. Durante meses hubo un debate en internet acerca de la diferencia entre este título con coma y sin coma: *Las mujeres que leen son peli-*

grosas. ¿Son peligrosas todas las mujeres por el hecho de leer? ¿Son peligrosas solamente las mujeres que leen? Que cada cual juzgue por sí mismo.

«Callada estás más guapa». «Tú qué vas a saber». «Tú no tienes ni idea».

Me gustaría saber si hay alguien que no haya oído jamás este tipo de frases en su entorno. No hace falta irnos hasta Salomón, en cuyos *Proverbios* leemos cómo es la mujer perfecta:

> La mujer es más valiosa que las perlas. En ella confía el corazón de su marido, le produce el bien, no el mal, todos los días de su vida. Se levanta cuando aún es de noche, da de comer a los habitantes de la casa. Sabe llevar su hogar y no come pan de ociosidad. Engañosa es la gracia, vana la hermosura. La mujer que teme a Yahveh, esa será alabada.

Tal vez haya quien diga que, así como Helena de Troya no existió de verdad, tampoco los *Proverbios* se refieren a una mujer real. Quizá sea así. Pero no olvidemos que la dote sigue siendo lo que un padre da a cambio de vender a su hija en el rito del matrimonio y el futuro marido paga con monedas a modo de arras, igual que al comprar un piso pagamos unas arras. Todo es propiedad de, y especialmente la mujer que se convertirá en la nueva esposa. De las manos del padre pasa a las manos del marido. Así ha sido el ritual del matrimonio desde hace milenios. Cuando estén casados serán cónyuges, es decir, estarán unidos por el yugo eterno como los bueyes al arar la tierra. Y ya que vas a unirte a ella para siempre, procura que sea una mujer que no dé problemas, que no hable mucho, que no discuta tus órdenes, que se sepa comportar y *sepa estar*. Curiosa expresión: «sepa estar». ¿Dónde, exactamente?

Mientras me hacía esta pregunta leía una noticia en la prensa que me ha provocado una sensación agridulce. Una mujer, madre de once hijos, felizmente casada y muy cristiana, declara con voz bien alta: «A las mujeres les digo que se preocupen menos de educar a sus hijos y más de llevar al huerto a su marido. Sin sexo un matrimonio se cae por sí solo. Llevo años viendo amigas mías que han fracasado en su matrimonio por anteponer las necesidades de sus hijos a las suyas propias. ¡Primero yo, y después los hijos! Así es como hay que decírselo bien clarito a esos niños exigentes que reclaman la presencia a todas horas. Si no encuentras placer en la cama, ¿cómo vas a encontrar placer en la cocina o en el duro trabajo diario? Preparar bocadillos está bien, ordenar los armarios también, pero cada cosa en el orden que le corresponde».

Virgen santa. Al terminar de leer la declaración de esta santa mujer, creyente y fiel seguidora del papa y de la Palabra de Dios, miré a mi alrededor y vi que no había nadie. Qué sensación más extraña tuve. Yo no tengo hijos. ¿Cómo es vivir rodeada de once hijos y de un marido? Miré mi reloj durante un rato, calculé las horas que tiene el día, y no me salían las cuentas. Desde que me levanto bien temprano por la mañana hasta que me acuesto casi a las doce de la noche, apenas tengo tiempo para mí. ¿Qué haría si tuviera once hijos, y a todos ellos tuviera que anteponer mi búsqueda de placer en la cama con el padre de mi extensa prole? No hallé respuesta. Cerré el periódico y salí a la calle. Me fui al Museo del Prado, como suelo hacer desde hace años cuando me asaltan preguntas inquietantes.

Me quedé de pie durante un buen rato mirando el cuadro de Helena de Troya, de Juan de la Corte, un pintor del siglo XVII. Reconozco que me fastidió el título de ese cuadro: *El rapto de Helena*. ¿Rapto, por qué? La imagen representa una escena violenta en la que hay guerreros armados con lanzas, escudos, cascos y palos. Helena levanta los brazos cual Virgen María que asciende a los cielos. Absurdo, todo muy absurdo. ¡Que Helena no fue raptada! Fue ella quien se largó de Esparta porque no quería estar más tiempo con un marido que le aburría. La Historia está llena de confusiones y de malas intenciones. Está claro el empeño de algunos de mostrar a esta mujer como una víbora infiel cuando, en realidad, fue una mujer que luchó por librarse de la preposición «para» que muchos quisieron ligar a su nombre. Helena fue entregada a Menelao en una apuesta entre hombres que suspiraban de amor por ella. Quien ganara la apuesta se llevaría el botín. La suerte recayó en Menelao. Helena *para* Menelao, *para* nadie más. Al querer romper ella la cadena de la dichosa preposición, se desató la guerra de Troya.

La familia es lo que proporciona la estabilidad. En cuanto la mujer da un paso imprevisto, la estabilidad se tambalea. Una mujer sola es un modelo no aceptado socialmente. En apariencia tal vez sí, pero, en el fondo, se considera un ser fracasado que no encaja en el sistema social que la una a otra persona. Por esta razón, algunas mujeres, cuando se separan, se sienten perdidas y empiezan otra relación de pareja más por la necesidad de huir de la soledad que por su bienestar personal.

En mi caso, fue tras la separación de mi pareja cuando verdaderamente me conocí a mí misma. Pero antes tuve que aprender a gestionar el vértigo de la soledad que me parecía insoportable. *De, por, para*: tres preposiciones marcaron mi vida desde la infancia. Cuando empecé a ver que era capaz de sobrevivir sin la compañía de un hombre, proseguí mi viaje vital con experiencias de conocimiento personal que habrían sido imposibles de continuar con mi pareja, porque mi personalidad se iba debilitando y desapareciendo. Estar sola un tiempo puede resultar sanador, catártico, enriquecedor. Para conseguirlo, hay que ser valiente y querer salir de las sombras. De lo contrario, nunca llegarás a ver la luz. Y por luz entiendo ser capaz de poner cada cosa en su sitio. Adiós a la sensación de egoísmo por querer recuperar tu sitio. Adiós a la culpabilidad por poner límites a las personas de mi entorno. Adiós a la claustrofobia que me producía tener en mi vida a quien no quiero que forme parte de ella. Adiós, y para siempre, al remordimiento que devoraba mis entrañas igual que el águila devoraba el hígado a Prometeo. No por alejarme de mi familia los abandono. No por defender mi independencia soy egoísta. La gramática de mi vida la redacto yo. Y en ella decidiré qué preposiciones escribo entre líneas. Solo así podré mantener una relación familiar sana y constructiva. Estar con alguien *por* necesidad, *para* cumplir sus deseos, porque eres propiedad *de*…, todo eso se acabó. Estaré con la persona que me ayude a crecer por dentro y por fuera, sin ataduras. Seré esposa si quiero. Seré madre si quiero. Seré amiga si quiero. Nadie me impondrá un código que condicione mi capacidad de dirigir mi vida.

Bienvenida sea la preposición «de» cuando se trata de afirmar que soy mujer de ideas claras, mujer de espíritu fuerte y de sólidas convicciones. Bienvenida a mi vida porque gracias a ti puedo recordar *de* dónde vengo.

Bienvenida sea la preposición «con» cuando me ayuda a decir que vivo feliz *con* mi pareja, que paso tiempo *con* mis amigos, pues gracias a ti puedo realizarme como mujer que me respeto y me hago respetar.

Bienvenida sea la preposición «por» cuando indica integridad y autonomía. *Por* mí misma he aprendido a conocerme y a aceptar quién y cómo soy. Gracias a ti sé dónde estoy y hacia dónde me dirijo.

Bienvenida sea la preposición «para» como resultado de mi trabajo conmigo misma. He aprendido a amarme *para* amarte a ti. He aprendido a conocerme *para* aceptarte a ti como eres. Quiero conocerme bien *para* saber qué quiero y elegir qué me hace feliz. Gracias a ti estoy donde quiero estar.

La celulitis no es solo una imperfección, sino una forma de lenguaje que el cuerpo utiliza para pedir auxilio. Ese auxilio lo necesita el 90 por ciento de las mujeres entre los dieciocho y los cuarenta años. Es la imperfección más difundida y peor tolerada en las mujeres, y todavía nos cuesta tomarla en serio.

En medicina la celulitis se llama fibroedema evolutivo femenino. Lo conocemos como «piel de naranja» y es propia de las mujeres. ¿Esto quiere decir que la mujer tiene la propiedad de la celulitis?

Si es así..., ¡las mujeres no queremos esta propiedad! Estamos luchando para no ser propiedad de nadie, mucho menos de la celulitis. En mi consulta colocamos en su sitio esa preposición «de». Yo incentivo a mis pacientes a elegir qué quieren y qué no quieren en lo que se refiere a su aspecto y forma de vida. YO NO QUIERO LA CELULITIS.

Mi cruzada contra la celulitis es una cuestión de piel. Y la piel es el espejo de algo que no se ve a simple vista. La piel nos habla, a través de ella identificamos cuáles son sus necesidades, que son las tuyas, y cómo tratarlas y atenderlas. No hay mejor ejemplo de ello que la celulitis.

Las arrugas producidas por el sol o el tabaco son fáciles de eliminar. Las marcas que me preocupan son las que llevan dolor y sufrimiento. Casi siempre, ese sufrimiento tiene que ver con preposiciones que indican posesión, dependencia e incluso propiedad. Para suavizar esas marcas, conecto con las emociones del paciente..., conecto con su corazón.

Cuando lo consigo, esas marcas no vuelven a aparecer jamás. Aparecen otras, las normales con el paso del tiempo. Pero esas no me preocupan, incluso algunas serán bellas si se lucen con alegría. Las arrugas de sufrimiento son las que marcan el rostro. Estas son mi especialidad. En mi contacto con el paciente, yo no veo al marido o la mujer *de*. ¡TE

VEO A TI! Y veo quién eres tú. Cuando hay luz y alegría en la cara, no hay arruga que se resista.

Sed mujeres. Sed hombres. Libres, fuertes, capaces de tomar una decisión. Sois seres individuales que para saber vuestra procedencia y motivaciones vitales no necesitáis depender de nadie, sino de vosotros mismos.

Si vivimos siendo solamente marido o mujer DE, POR, PARA..., al final no somos NADIE.

10

TU PODER

Soy, y quiero ser, una *rockstar*

Yo quería ser una *rockstar*, y lo conseguí después de un periplo que no fue nada fácil. Todos los vientos me soplaban en contra. Durante mucho tiempo tuve que enfrentarme a olas gigantescas y a bruscas tempestades. El *establishment*, digámoslo así, es un sombrío sistema que domina nuestras vidas y nos aprisiona hasta dejarnos sin oxígeno. Esto es así por una sencilla razón: otros convierten sus propias expectativas en un modelo a seguir por todos los demás. De un médico se espera una conducta determinada, no sé cuál exactamente. Pero no se espera, ni se admite, que un médico sea roquero. ¡Pues yo tengo alma roquera y me siento una *rockstar*!

Puedo decirlo ahora porque ya llevo gran parte de mi viaje realizado. Estoy llegando a una etapa definitiva de mi viaje vital. Me he liberado de capas, cadenas, represiones, complejos, inseguridades y creencias limitantes. Esta etapa es una de las más peligrosas de tu viaje, la nieve que pisas es muy profunda, estás expuesta a fuertes vientos. Ahora te ves y sientes que todo es fácil, pero si te observas desde fuera te darás cuenta de los obstáculos superados y el esfuerzo sobrehumano que has realizado. Estás más que preparada, con los tacones bien afilados. De este modo, la nieve profunda facilita tu ascenso. Ve con cuidado, despacio, disfruta del paisaje; si vas rápido, exaltada y con soberbia, corres el riesgo de generar una avalancha y sepultar a las personas que van detrás de ti realizando su propio viaje vital.

Yo he crecido interiormente y sé cuál es mi sitio. He puesto límites a mi entorno empezando por quienes marcaron mi infancia. Incluso me los he puesto a mí misma, que tal vez sea lo más difícil. He trabajado y filtrado absurdas ideas preconcebidas hasta que me he liberado de ellas por completo. Ahora me siento ligera. Soy un folio en blanco sobre el cual puedo pintar, escribir y crear con libertad. Puedo vivir la vida que siempre he deseado. No con reglas que no entiendo, sino con una guía que me ayuda a no perderme. No pretendo controlar mi destino, lo observo y lo dejo ser. Soy la interiorista de mi castillo vital. Estoy preparada para decorarlo, tengo todos los materiales de primera calidad y un montón de espacio para el vestidor que albergará mis sueños. De pie delante de este proyecto formulo una pregunta: «¿Qué es lo que quiero?». Sin hacerme esta pregunta no puedo continuar el viaje. Para responder debo saber quién soy. Y ya no tengo dudas, lo sé, después de tanta reflexión y lecciones aprendidas en cada una de las etapas del periplo me he formado una idea clara acerca de quién soy. La respuesta está en mi esencia, no en el mirar a través de los ojos de los demás. Quién soy, solamente lo sé yo. No hay excusas para no verme o mirarme. A Juana Pepa la he mandado al exilio. Y cuando mi madre asome sin que yo la haya invitado, le dejaré claro hasta dónde puede entrar. De una vez por todas seré responsable de mi pasado, de mi presente y de mi futuro. El cetro, siempre en mi mano, nadie me lo va a arrebatar.

Sinceridad, singularidad, aceptación: tres pilares que serán los cimientos de mi nuevo palacio. Esta vez no viajo escondida en la bodega, sino en clase turista y con la cabeza bien alta. No importa que esté sentada atrás en la cola del avión; si las turbulencias me agitan el estómago pediré a la azafata que me ajuste el cinturón. Por si acaso.

No quiero creer lo que sé

Toda persona lleva una máscara, detrás de la cual escondemos un genio, que constituye la marca de identidad con la que nacemos y nos hace únicos. El genio (*genius* en latín) determina nuestro carácter y nos acompaña toda la vida. Es imposible desprenderse de él, así que más vale que nos llevemos bien. No está de más recordar algo que ya dijimos en páginas anteriores: la palabra persona (del latín *persona*) significa «máscara», la que antiguamente se ponían los actores para representar distintos papeles en tiempos en los que a las mujeres no les estaba permitido ser actrices. La máscara permitía interpretar cualquier rol.

En la vida real todos llevamos una máscara, somos personas y actuamos en un papel adaptado a cada situación. Si no estamos atentos, podemos llegar a asfixiar la verdadera esencia de nuestra personalidad. Ser sincero con uno mismo es un juego laberíntico, pero necesario, puesto que la falta de objetividad provoca una negación de la realidad. Es necesario un acto de valentía frente al espejo de la desnudez. Si la imagen que nos devuelve el espejo no nos gusta, debemos trabajar para cambiarla. No vale con ponerlo boca abajo para evitar mirarnos. La máscara está ahí, y a veces oculta nuestro verdadero yo.

Si no hacemos un acto de reconciliación con nuestro pasado y presente, no será posible mirarnos con una mirada limpia y sincera. La religión inventó hace siglos un mecanismo perfecto para la reconciliación: la confesión. Yo decidí confesarme, pero sin intermediarios. No hacía falta sacerdote ni confesionario. Lo único que necesitaba era escuchar mi voz interior. La sinceridad nos permite expresarnos de una forma sencilla y libre de todo fingimiento. Ser sincera conmigo me permitió olvidar relatos que había escuchado durante años y exorcizar fantasmas que habían dejado una huella tóxica a mi alrededor.

Esta soy yo. Alto y claro: «Esta soy yo». Así empecé mi acto de reconciliación.

Antes de escribir este capítulo le pedí a una de mis mejores amigas que utilizara una palabra para describirme. «Peculiar, Electa, eres peculiarcita», me dijo, y a mí me encantó. Continuó desarrollando lo que ella entendía por «peculiar»: «Tiendes a tener muchas personas a tu alrededor y parece que pasas de todo, dejas que entren en tu corazón no más de cuatro personas y lo das todo por ellas, me siento afortunada de estar entre ellas». Sus palabras me derritieron.

Mi intención nunca ha sido tener gente lejos o cerca, mucho menos pasar o no pasar de ellas. Todo empezó cuando me propuse ser sincera conmigo, entonces me di cuenta de lo singular que era. Vi que mi entorno empezaba a fluir, a modo de danza, con diferentes ritmos y velocidades. Cada uno seguía su propio movimiento, nadie chocaba con nadie, cada cual llevaba su música interior, y era precioso. Hoy soy una mujer rara y particular, lo sé. Mi singularidad como persona me viene dada incluso en el nombre, Electa. ¿A cuántas personas conoces tú que se llamen Electa?

Cuando era niña quería ser como las demás, quería pertenecer a un grupo. Esto es normal durante la infancia: queremos que los demás nos acepten porque eso nos hace sentirnos seguros. Yo también deseaba ser aceptada por mi entorno y, por lo tanto, rechazaba cualquier tipo de comentario que me hiciera sentir distinta: «Eres rara, extravagante, eres un poco extraña». Esto me causaba un profundo dolor, ya que me señalaba como si fuese objeto de burla (algo parecido a lo que sucede en un circo cuando se anuncia a la mujer barbuda para provocar la risa). Sin embargo, un día comprendí que todo ello estaba solamente en mi cabeza, no era real. La realidad era que se referían a lo única y excepcional que soy como mujer. No había en sus palabras intención de ofender o hacer daño. Todos los seres humanos somos singulares, tenemos características que nos diferencian del resto. Lo único que necesitamos para sentirnos bien es dedicar tiempo a conocer esas diferencias y reafirmarnos en ellas.

Tú eres única y lo sabes, pero ¿lo aceptas? Yo me hice esta pregunta durante mucho tiempo. Entendí por qué me asaltaban las dudas con tanta frecuencia: me comparaba con los demás, y esto me provocaba una angustia terrible porque me desvalorizaba. Decidí reconocer una cualidad que define mucho quién soy: soy competitiva. La competitividad no siempre es vista como una cualidad, sino como un defecto. Para mí, ser competitiva es muy bueno porque me ayuda a superarme cada día, a mejorar mi marca personal y a no compararme ni culparme por no ser como los demás. Dejé de tener miedo a ser como soy. Porque en ese miedo había rechazo a aceptarme tal cual soy. El día que fui capaz de decirme en voz alta: «Esta es mi esencia y así soy yo», tomé el timón de mi vida y ya nunca más lo solté.

Naturalmente, no fue un camino de rosas. Me seguían asaltando los demonios cada vez que me miraba en el espejo. Conocerme distinta implicaba aceptar que no era como las personas de mi entorno familiar, y en ese reconocimiento había algo que me hacía sentirme como una embustera. «Eres distinta, Electa, sí… lo eres. Pero no por ello te creas mejor…». Durante un tiempo conviví con esa voz lejana que me reprochaba querer alejarme de mi familia. ¿Era yo mala persona por ser distinta a los demás?

Tardó en llegar la respuesta, pero al fin llegó. No intenté analizarme ni entenderme, observé, sentí y vi qué pensamientos acompañaban a mis emociones. Pensé en el río Nilo, que nace en el apacible lago Tana en Etiopía y va fluyendo con tranquilidad hasta llegar a una extensión asombrosa. En el cauce de ese río ancestral me vi cristalina, con zonas de turbulencias, partes frías y cálidas, con una fuerza que infundía respeto y con tal tranquilidad que invitaba a sumergirse en sus aguas. Me vi viva, con el brillo en la mirada, anhelando lo que vería a continuación: mi reflejo en el agua, que ahora por fin estaba en calma.

Qué bien me sentí al verme tal cual soy, sin encasillamientos y liberada del todo. Entendí que desde una temprana edad los contrastes formaron parte de mi carácter, y hoy constituyen mi personalidad. Comprendí que para mí no existe frontera entre lo femenino y lo masculino (lo mismo jugaba con una muñeca Barbie que con coches de carreras), tampoco diferencio entre lo delicado y lo tosco (igual tocaba el piano que montaba en un monopatín), ni entre el silencio y el ruido (me estimulaba la música clásica y también el hard rock), o entre la calma y la velocidad (era modelo profesional y piloto de parapente). Para mí todo es válido y, por consiguiente, todo es bueno. Mi sinceridad es mi libertad.

La libertad de decir que me gusta hablar y no soy sociable. Estoy presente a la vez que me ausento en mis pensamientos. Me gusta ser médico y no me gusta hablar de enfermedades. Soy competitiva y me estimula la envidia. Soy empática, pero me aíslo de una situación incómoda. Me encanta estudiar y estar activa, pero siempre que puedo me pierdo en un estado de ameba erótica. Soy buena confidente, pero me cuesta guardar un secreto. No soy buena ni mala, no soy moral ni inmoral, soy *yo* al completo. Soy cristiana, filantrópica, modesta, dulce, obtusa, envidiosa, obcecada, blasfema.

Soy médico. Y como ya sabéis, no me gustan las reglas que imponen un estereotipo de mi profesión. Para mí lo importante son los pacientes, no lo que opinan de mí otros médicos. Cuando estoy en mi consulta, soy una *show-woman*, me gusta romper moldes en la definición y el tratamiento de las arrugas. Me lo tengo creído, qué se le va a hacer. Humildemente declaro que soy la hostia en vinagre y me gusta ser el centro de la conversación (hablarán de mí inevitablemente), y que me atrevo a decir lo que otros se callan.

Soy una *rockstar* con todas sus letras. Me encanta. ¡Ya me veo pasando consulta con pantalones de cuero apretados y chaqueta de hebillas a juego! Va a ser complicado vestir así en pleno verano. Para reconocer quién soy no necesito decirlo en voz alta para que se enteren los demás. Es una afirmación para mí misma, un susurro en mi oído; nadie más que yo tiene que saberlo y escucharlo. Esta es mi singularidad, así de peculiar soy; puede parecer un acto de soberbia. Fui una persona arrogante en el pasado, lo reconozco, pero hoy apenas queda nada de esa arrogancia, que no era tal, sino más bien confusión. Ahora sé que no soy mejor ni peor que nadie. Soy, y punto.

Poder expresar tu singularidad es un acto de libertad, pues al hacerlo decides que no quieres estar atado a ningún convencionalismo impuesto. Atrévete a mirarte y a verte tal cual eres. No tengas miedo a decirte en voz alta: «Así soy yo, este es mi lugar y me lo merezco».

UNA MUJER DEBE VERSE, NO ESPERAR A QUE LA VEAN

No es lo mismo aceptarte tal como eres que decir: «Yo soy así y no voy a cambiar». Son actitudes distintas. Con la última lo que haces es exigir a los demás que te acepten no por gusto, sino por resignación. Al afirmar que no vas a cambiar dejas poco margen de aceptación en quienes están a tu alrededor. Para que otros nos acepten, primero tenemos que aceptarnos nosotros mismos. Y en las palabras «no voy a cambiar» hay cierta resignación implícita que es contraria a la voluntad de autoconocimiento. Al decirlo de esta forma, el mensaje puede ser mal interpretado por los demás y causar rechazo. Cuando oigo en boca de amigas mías: «Yo soy así y no voy a cambiar», siento pena por ellas, porque sin saberlo están reconociendo que no les gusta ser como son. Y esto siempre acaba en sufrimiento.

Guardar en un espacio oscuro llamado inconsciente tus

instintos y deseos no es una solución, las cosas en la oscuridad no desaparecen, no se ven, pero siguen ahí. Si caminas sin encender la luz, vas a tropezar y te harás daño. La aceptación es la luz sobre tu esencia, es la válvula de escape para tus deseos reprimidos.

El almacén oscuro donde yo guardaba mis emociones ocupaba un gran espacio en mi personalidad: tristeza, inquietud, angustia, alegría, ligereza, felicidad. Con la luz de la aceptación me abrí a todo lo que me rodeaba allí dentro, y al verlo por primera vez no quise cambiar nada. Esa fue la pieza final para saber quién soy, para darle cuerpo a mi esencia y dejar de verla como algo irreal que no existe. Formaba parte de mí y estaba a buen recaudo, por lo que mis creencias limitantes, el miedo y los condicionantes morales desaparecieron. Recordé a esa niña cuya mayor preocupación era si iba tomar un pedazo de pastel para la merienda, a la que no le daba vergüenza andar desnuda por casa ni meterse los dedos en la nariz delante de otros niños. Mi niña interior se aceptaba porque yo la había liberado de marañas de ideales y de las barreras de un adulto.

A partir de entonces conecté con un mayor nivel de conciencia. Noté cómo mi sensibilidad mental se fortaleció y sentí cómo mi corazón se expandió. Se abrió a mí. Al aceptarme se desarrolló en mí la autocompasión. Esta palabra que yo relacionaba con debilidad e incompetencia ahora adquiría un significado diferente: sacó a mi esencia de la culpabilidad relacionada con el perfeccionismo. La culpabilidad era mi manera minuciosa de juzgar mi vida y mis decisiones. Acepto esa culpabilidad y me hago responsable de ella. Al visualizarme en conjunto, con mis luces y sombras, comprendí que no tengo que buscar nada fuera de mí ni que nadie me vea para existir. Ya no necesito a nadie, me tengo a mí. En ese momento vi que estaba preparada para un compañero de viaje (esa es otra etapa de mi viaje que contaré más adelante).

Al poner el espejo de la sinceridad delante de mí, ver mis rarezas y peculiaridades en mi singularidad, aprendí a aceptarlas, amarlas y valorarlas. Fui consciente de mi esencia y eso me dio poder.

El éxito no tiene límites

Los límites y creencias que surgen cuando te sientes poderosa tienen también su riesgo y pueden resultar peligrosos. Yo al principio no le di importancia, pensé que no era necesario acotar el éxito. Las creencias y barreras que impongas a los demás tal vez causen rechazo, ya que pueden interpretarse como un acto de soberbia. Me vienen a la cabeza frases como: «Sé más humilde», «No es necesario que me restriegues el éxito en la cara», «Para sentirte poderosa no tienes por qué pisotear a los demás», entre otras.

Pero esto es inevitable. No puedes sentirte responsable de lo que opine tu entorno. Debes ocuparte de ti, este viaje es tuyo y te lo estás trabajando, y en tu maleta llevas amor, aceptación, confianza, vulnerabilidad. Con estas herramientas no vas a herir a nadie y te permitirán eliminar creencias al tiempo que te ayudarán a poner límites.

«No seas tan sincera, puedes herir a los demás».

Esto no es real, soy sincera con amor, con ternura y con compasión. Lo seré conmigo misma y también con los demás. Si mi intención es no herir con la verdad, no lo haré. La sinceridad no duele, es un espejo donde nos observamos todos.

«Si llevas la contraria, la gente pensará que eres rara».

Antes de aceptarme tal como era, esta creencia me rondaba siempre en la cabeza. Causaba en mí un efecto negativo, pues me limitaba a la hora de actuar, en vez de aceptar y defender mis pensamientos. Ahora sé que no es malo que la gente piense que soy rara y poco común; todos lo somos en nuestra esencia, y eso es lo bonito. Dentro de nuestras similitudes como seres humanos somos diferentes, raros, particulares. Ser conscientes de ello nos hace grandes.

«No digas que se te da bien algo, la gente va a pensar que eres pedante».

Esta creencia me mantuvo dormida mucho tiempo. ¿Por qué no podía decir que era buena en algo? ¿Voy a esperar a que otro me diga que hago algo bien? ¿Y si no lo hacen quiere decir que no soy buena en nada? Yo ahora me valoro, valoro mis cualidades y reconozco mis defectos. Pero igual que sé identificar mis errores, también tengo el derecho a decir cuándo soy muy buena en algo. Sé que si destaco es porque me he esforzado para llegar donde estoy. No soy una pedante, no me estoy comparando con nadie. Mi entorno puede pensar lo que quiera, ellos tienen sus propias creencias y filtros que no tienen que ver conmigo.

La diosa Fortuna es la diosa del azar y del destino, simboliza abundancia y riqueza, y en la antigüedad la veneraban con fervor. En el arte se la representa con la mano derecha sobre un timón. Yo veo reflejada mi esencia en ese timón; al utilizarlo de guía me siento segura para decidir sobre mi destino, a la vez que enriquezco mi alma.

«Has tenido mucha suerte en la vida».

Entiendo que pienses que he sido afortunada y he tenido más oportunidades que otros para desarrollarme tanto en lo profesional como en lo personal. Pero no te permito que me hagas sentir culpable, la suerte existe para quien está dispuesto a aprovecharla. Yo me he curtido con el esfuerzo de encontrar mi voz y mi vocación; sigo trabajando en la evolución de ese yo completo que es mi personalidad. Si por el camino tengo experiencias satisfactorias, quizá me ponga una medalla si creo que me la merezco. Gracias por ayudarme a ser consciente de mi esfuerzo, del amor incondicional que siento por mí. Estoy agradecida porque puedo valorar y amar en mi entorno a personas únicas que están haciendo parte de su camino vital conmigo.

«No te lo tengas tan creído».

Entiendo que es tu deber hacer las cosas bien y que la opinión de otros es importante, pero no te permito que me infravalores. Soy digna de mi vida, me merezco todo lo bueno que me sucede, voy a recibir ese merecimiento y lo disfrutaré. Gracias por hacerme consciente de que debo respetarme, no censurar mis emociones, sacar tiempo para mí.

Gracias a ti, sé que soy digna de mí. Al no compararme con los demás puedo ver mis verdaderos talentos.

ESENCIA + CONCIENCIA = PODER

Como mujer sé que mi poder está en ser consciente de mi esencia y carácter, sea este cual sea. No es necesario «empoderarme» para ser poderosa. Escribo esta palabra entre comillas porque la detesto, me parece nefasta. Cuánto se ha escrito y hablado del *empoderamiento* de la mujer. No es sino otra forma de encasillamiento y un tópico que se puso de moda en algún momento a través del *empowerment* empresarial en el mundo americano. No hace falta recurrir a palabras exóticas para defender algo que por justicia y naturaleza nos corresponde: reinar en nuestro propio reino. Para conseguirlo, hace falta un trabajo personal intenso y profundo. Ser reina no es nada fácil. Exige un autoconocimiento que es doloroso porque no nos gusta reconocer que tenemos zonas oscuras en nuestra alma.

La palabra «empoderar» resulta ambigua, pues en el fondo contiene un deseo de compararse con otra persona. Significa «llegar a ser». Y si es así, ¿llegar a ser como quién? ¿Con quién debo compararme para saber que tengo el poder que me corresponde?

Valentía, firmeza, fuerza, decisión, resistencia... Que cada mujer elabore su diccionario de supervivencia. Una mujer tímida quizá encuentre su poder en ser precavida y valorar bien las cosas antes de actuar. Para una mujer callada su poder puede residir en el acto de escuchar y observar a su entorno. Una mujer que es por naturaleza cuidadora de los demás acaso lo halle al cuidarse a sí misma con amor, ternura y perdón. Si te conviertes en una maestra para tu entorno, ejerces poder sobre ti misma y sobre tus decisiones en el presente y para siempre.

Encontrar tu poder y saber qué quieres te hace ser consciente de tu belleza. La belleza está en el ADN de la mujer, nuestra piel es diferente a la del hombre. Es más fina, más tersa, más luminosa. Nuestros rasgos están hechos para proyectar armonía, calor, amor. Cuando en mi consulta las pacientes no quieren infiltrarse un producto determinado que les ayudaría a proteger lo que se pierde con el paso del tiempo (luz y armonía), de alguna manera no están aceptando su esencia y su singularidad como mujer. En ocasiones se comparan con otras, las utilizan como excusa para someterse o no a un tratamiento. Y este es un gran error.

Si aprendes a verte a ti y a saber quién eres reconociendo tus deseos como mujer, no aceptarás que tu destino sea dejar tu piel abandonada a su curso natural, cuando tu vida llena de estrés, madrugones, exigencias e insomnios la deteriora y la envejece. Te has sacrificado por los demás durante mucho tiempo por tu convicción de ser una mujer completa, una supermujer. ¿Por qué ahora huyes de la satisfacción personal? ¿Por qué tus esfuerzos y sacrificios no pueden ser ahora para ti? Tu destino no se limita a cuidar a los demás y esperar en un rincón a que la vida te vaya marchitando, no solo el rostro, sino también tu espíritu.

En mi consulta ayudo a mis pacientes a recordar su

esencia mediante la aceptación de que son únicas e irrepeti-
bles. Y las acompaño en el proceso de verse a sí mismas
hasta que descubren cuál es su poder.

Y tú, ¿qué es lo que quieres?

**Si ignoras tu verdadero yo, es probable que
ignores la verdadera felicidad.**

11

CORAZÓN

Amor verdadero hacia ti

Este capítulo va de princesas, príncipes, gnomos y hadas madrinas. No es un cuento con final feliz y de comer perdices, sino una historia real como la vida misma. En la vida real hay príncipes, princesas, gnomos y hadas. Conviene saber quién es quién. Nos guste o no, todos ellos forman parte de nuestras lecturas de infancia.

En estas páginas voy a contar el desasosiego que me produjo iniciar la búsqueda de la famosa «alma gemela» y del significado que esto tiene para mí. No es un capítulo para llorar, no te preocupes; no hace falta que prepares el pañuelo. No habrá lágrimas, o eso espero. En esta etapa de mi viaje vital lo que deseo es invitarte a un divertido baile y compartir contigo mis contradicciones. Será un vaivén imprevisible, a modo de vals sin ningún tipo de ritmo.

No soy Fiona en busca de Shrek, ya te lo digo. Soy más

como el asno cabezota, con pocas luces para entender mis emociones y aún menos para entender mis pensamientos. Ni yo misma me comprendo a veces. Pero me obstino en mi caótico raciocinio, como hacen los asnos y los burros. Sigo llevando a cuestas de un modo inevitable el peso de creencias y prejuicios, no hay forma de quitármelos de encima. Actuando así, no me percato del hermoso paisaje que me rodea en esta aventura iniciática que deseo emprender, ya que mis ojos solo miran hacia abajo, donde solo hay abismo. El resultado es el de siempre: se abre ante mí una senda que representa el punto muerto en el que se encuentra mi vida sentimental.

El ser humano tiene la extraordinaria capacidad de caer en contradicciones; es decir, ver y querer una cosa, y, al mismo tiempo, ver y querer la contraria. Me refiero concretamente a la forma de entender qué es una pareja. En principio es algo sencillo, no hace falta un gran esfuerzo para saberlo. Ahora bien, cómo debería ser para que funcione…, eso ya es otra historia. Sin darnos cuenta, alimentamos un concepto de pareja que nace viciado por la propia contradicción. Construimos cimientos sobre una base incoherente y voluble, y esto tiene como consecuencia la inestabilidad, que acaba provocando el derrumbe de nuestro equilibrio emocional ante el menor conflicto que surja en la relación de pareja. O sea, produce heridas. Si la mesa se tambalea el plato se caerá, por decirlo más claro, y si el plato contiene sopa caliente nos quemará.

Yo soy independiente. Libre e independiente. Estas dos palabras identifican mi forma de ser en su sentido más amplio. Sé cuáles son mis capacidades; conozco mi poder y cómo ejercerlo en mi beneficio y para mi felicidad. Puedo hacer lo que quiero cuando yo quiera.

Repito: *Puedo hacer lo que quiero cuando yo quiera.* Nunca me había dado cuenta de lo poco que cuesta resumir en qué consiste mi libertad. Esto es así porque tengo un profundo respeto hacia mi persona y sé cuáles son mis valores, establezco límites y he conseguido eliminar creencias. Quizá no todas aún, pero cerca estoy de conseguirlo. Y si es tan fácil decir con palabras en qué consiste la libertad y cómo alcanzar la felicidad, ¿por qué no lo es cuando se trata de llevarlo a la práctica?

Cuando empiezo una relación amorosa, me ocurre algo peculiar que ahora, por fin, puedo describir: lo que me sucede es que me convierto en todo lo contrario de lo que yo soy; es decir, me vuelvo dependiente de la persona que tengo al lado hasta el punto de ser incapaz de actuar sin su aprobación. Me siento insegura en mis decisiones, y esto es porque antepongo a mi pareja antes que a mis intereses. Olvido mis prioridades, mis valores y mi esencia. Asumo como míos los de mi pareja, hago mías sus creencias y no marco límites porque tengo miedo a quedarme sola. ¿Qué nombre tiene eso, sino contradicción?

Lo voy a repetir para que no se me olvide: *Puedo hacer lo que quiero cuando yo quiera.* No sé yo…

Desenmascaro el cuento de hadas y me veo como la ninfa del bosque, vivaz y encantadora, protectora de mi naturaleza. Soy guardiana de mi felicidad y, en apariencia, soy fuerte, poderosa y libre cuando, en realidad, mi destino parece tenerme reservado un papel de acompañante, igual que a las ninfas del bosque: unida siempre a un árbol y destinada a morir junto a él. ¿Soy acaso una ninfa y no una *rockstar*? ¿No será que soy más dependiente de lo que yo pensaba? ¿Por qué me siento a gusto cuando cuidan de mí...?

Inmersa en este océano de contradicciones, la inseguridad se instala en mi día a día. Entonces no era consciente de ello, pero ahora que lo escribo empiezo a entenderlo.

—Quiero que me traten como una princesa y me protejan, pero al mismo tiempo me quejo porque mi pareja está siempre cerca.

—Necesito espacio y tiempo para mí, pero me desagrada que mi pareja sea independiente y no me necesite en todo momento.

—No quiero que me cosifique ni me manipule, pero yo misma le veo como prototipo de objeto a moldear a mi gusto.

¡Qué lío!

Mi vida amorosa se convierte en un caos. Una sensación de autoengaño, zozobra, insatisfacción y debilidad me deja sin capacidad de reacción. Experimento situaciones emocionales que me llevan por un sendero escabroso y vertiginoso, hasta que finalmente me encuentro ante un muro de piedra impenetrable. No tengo energía, mi vitalidad se ve menguada por ese falso gigante que consideraba mi pareja. Sin embargo, no era sino una copia de Shrek. O un doctor Frankenstein que me estaba manipulando sin darme cuenta.

Siempre he anhelado mantener una relación duradera y saludable. Ese empeño en encontrar una pareja que fuese *mi otra mitad* se iba convirtiendo en una tarea tan imposible como intentar cavar en un suelo congelado; todo esfuerzo era en vano. Con tal caos mental por culpa de creencias absurdas, mis sentimientos no tenían ni pies ni cabeza y se movían entre turbulencias de una incoherencia emocional que en pocos segundos pasaba de la esperanza y el optimismo a la decepción. Una montaña rusa en toda regla, debo admitirlo.

MERCADO DE PULGAS

El amor verdadero existe. Qué frase más bonita si fuera cierta. Pero es que lo es, y por eso lo digo. Cuando encontramos el amor verdadero, nos sentimos capaces de superar cualquier obstáculo. En ese *cuando* reside el quid de la cuestión. Mientras tanto, seguimos confiando en toparnos con esa persona con la que nos sentimos absolutamente felices sin renunciar a nuestra independencia y a nuestra libertad. En mi caso, como no llegaba, mantenía un estado de soltería que, pensé, iba a ser para siempre. «Con lo que yo he amado…, ¿cómo puedo seguir soltera?», me preguntaba y no recibía respuesta. «Nadie ha amado tanto como yo», me decía una vocecita en mi cabeza. «¡Es que el mercado está fatal!».

Y a eso voy: al mercado.

Oímos a menudo esta frase que compara la búsqueda

del amor con un mercado donde se venden productos de mayor o menor calidad. Cordero lechal frente a pollo industrial, conejo de granja frente a solomillo, huevos de gallinas que escuchan a Mozart frente a huevos de gallinas que se hacinan bajo una triste bombilla. En fin, que en el mercado hay de todo igual que en el mercado de la vida.

Por lo tanto, no podemos comparar a un auténtico caballero con alguien que no lo es. Y no me refiero a su economía o a su cultura, sino a sus modales. Como mínimo, que tenga modales y me trate con respeto. ¿A esto lo llamamos ser una princesa en busca de un príncipe? Me da igual cómo se llame. Es lo que quiero para mí, no me conformo con menos. Quiero un hombre que me trate como merezco. Si puedo elegir, pañuelo de seda antes que de algodón. Fibra sintética, ¡ni hablar! El vendedor tiene de todo y quiere venderlo, claro está. Recurrirá a los métodos de propaganda que tenga a su alcance y te ofrecerá un descuento. ¡Pero yo no quiero descuento! Lo que quiero es un pañuelo de seda, no de algodón ni de fibra. Así que, si no te esfuerzas por convencerme de que tienes lo que quiero, no te prestaré atención y buscaré otro puesto donde haya mejor producto. Sin embargo, no me resisto a escuchar su oferta porque en el fondo quiero el mejor precio posible. Por un lado, le ignoro porque sé que me quiere atraer a toda costa. Me gusta su producto, aunque no quiero que se note. Por otro lado, le exijo más esfuerzo para que me demuestre lo mucho que le importo. «¡Que se lo curre y vea que soy difícil de conseguir!», como hacen las princesas de los cuentos infantiles.

Y así nos va.

Ya no sabemos si somos cordero lechal, conejo de granja o huevos de corral. Creemos que la vida amorosa es algo parecido a la búsqueda de un príncipe azul. Así pensaba yo hace años. No me avergüenza compartirlo contigo porque fue el modo en que me enseñaron a valorar mi feminidad. Hasta que caí en lo estúpidas que eran esas creencias. No. No soy un puesto con carne a la venta, ni encontrar a una pareja equivale a comprar un pañuelo de seda. Ay…, el cine, cuánta culpa tiene en todo esto: una jovencita que trabaja como camarera en un hotel, con un hijo al que cuida ella sola mientras huye de un marido que la maltrata, de repente, encuentra a su príncipe mientras limpia la suite en la que se instala un empresario rico de Nueva York. ¿Quién escribe este tipo de guiones? ¿Y quién invierte dinero en llevarlo al cine? Será que en el mundo hay mujeres que esperan a su príncipe azul. Después de todo, el cine refleja la propia sociedad. Pero llega un momento en que es necesario distinguir entre un culebrón y el amor de verdad.

¿Seré yo la elegida? ¿Sabrá ver el príncipe que yo soy esa princesa que está buscando y no encuentra? En fin… Me rondaban preguntas como estas hasta que decidí derribar muchos tópicos para ver la realidad como era y no como la dibujaba mi imaginación fantasiosa. Me alejé de telenovelas y demás tonterías heredadas de mi entorno social y familiar. En el fondo, a veces nuestra propia familia tiene cierto sabor a culebrón y a melodrama. Hay que estar atento a lo que nos rodea.

Llegó el momento, por lo tanto, en el que me preocupé

por saber qué era eso del amor verdadero y del alma gemela, pues lo que estaba viendo alrededor no me satisfacía. De
nuevo, tuve que deconstruir muros de mi palacio para levantar nuevos cimientos. Dicho con otras palabras, aprendí a ver la realidad con madurez y sensatez.

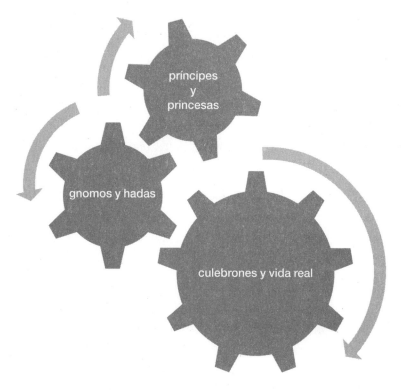

Yo quiero un Birkin

En el año 1984 la actriz y cantante Jane Birkin, que había
dado a luz hacía poco, iba en un vuelo junto a Jean-Louis
Dumas, gerente de la marca Hermès. Jane se quejaba de lo

pequeño que era su bolso, que era imposible meter en él todas las cosas que llevaba desde que era madre, la parafernalia que acompaña a un bebé. Al oír su queja, Jean-Louis tuvo una idea inspiradora que acabó siendo uno de los aciertos más exquisitos en el mundo de la moda en lo que se refiere a bolsos de lujo. Diseñó, en colaboración con la actriz, un bolso de líneas seductoras y adaptado a las necesidades de una recién mamá, incluso con un bolsillo interior para biberones, que hoy es símbolo de estilo y de distinción. Un Birkin confiere estatus y un toque de exclusividad. La lista de espera para adquirirlo es larga, por lo que no es fácil conseguir uno. Pero cuando lo tienes, lo llevas a todas partes y lo enseñas con discreto orgullo. No falta que digas nada, él hablará por ti.

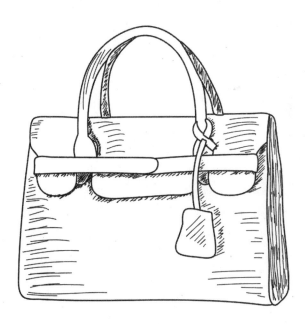

Algo parecido me pasa cuando conozco a un hombre. Lo enseño a mi gente con orgullo, esperando obtener su beneplácito como si necesitara la confirmación de que es adecuado para mí. Y también, por qué no, despertar en ellas cierta envidia. Porque lo cierto es que sé elegir bien, todo sea dicho... Lo muestro con satisfacción y lo cojo bien de la mano, por si acaso. Lo presento a mis amigas, feliz por haber encontrado a un hombre que vale la pena. Atractivo, caballero, educado, atento, que me trata como merezco y está loco por mí. Reúne todo lo que pido en un hombre. ¿No suena eso a comprar un pañuelo de seda o a lucir un Birkin? Tacto suave, exquisito, elegante, exclusivo, con logo de la marca bien visible para que no haya confusión. Lo mismo ocurre con mi nueva adquisición. Se lo presento a mis amigas, que le abordan con preguntas como si fueran un pelotón de fusilamiento mientras él aguarda estoico a que terminen de disparar. Además de caballero, es paciente. Un valor añadido.

Llevada por la emoción, no me doy cuenta del gravísimo error que estoy cometiendo. ¡Lo que estoy haciendo es presumir de mi objeto de lujo! ¿A que es guapo...? ¡Qué ojos tiene, qué alto es, está buenísimo, y hacemos tan buena pareja...!

Lo que importa es exhibirlo. La verdad, no me he molestado en ver más allá y conocer a fondo mi adquisición. Me daba igual su contenido, ya me encargaría yo de suplirlo con todas mis necesidades e ideas preconcebidas. Con lo caro que es, ¡como para no presumir de bolso! Yo no voy a ser menos que mis amigas. ¿Ellas tienen novio? Yo también. ¿Ellas tienen bolso? Yo también.

Esto que acabo de contar puede parecer una frivolidad, pero me ayuda como metáfora para describir que a veces las mujeres caemos en una conducta tan ridícula como absurda. Es decir, hacemos exactamente aquello que más detestamos.

En efecto, hubo un tiempo en el que mi concepto de hombre ideal era proporcional al valor que, como mujer, adquiría yo ante los demás. Al mostrar a mi novio guapo y perfecto, yo me sentía valorada y más consciente de mi poder, tanto en lo que se refería a mi belleza como a mis virtudes y a mi inteligencia. Cuando buscamos en un hombre las mismas cualidades de un bolso, vamos por mal camino. Pronto me di cuenta de que veía al hombre como si fuera un artículo para poseer y lucir ante los demás. Lo curioso de todo esto es que en una etapa de mi vida yo también me sentí como objeto en manos de los hombres. ¡Y no lo podía soportar! Me veía contaminada por un victimismo que no es sino burda falacia… «Los hombres son todos iguales, nos utilizan, son unos putos cabrones, no dicen más que mentiras…».

De repente, abrí los ojos y lo vi muy claro. También yo los utilizaba. ¿De un modo más sutil? Tal vez, pero los utilizaba. Yo era quien diseñaba la forma en que la relación iba a desarrollarse, a qué ritmo y con qué intensidad. Esto puede considerarse utilitarismo, que está justificado siempre que sea con un fin positivo: no permitir que el hombre ostente todo el poder.

Pero he llegado a la conclusión de que afirmaciones tales como «los hombres son todos iguales» son ridículas, falsas e injustas. Las mujeres actuamos a veces bajo el mismo patrón, y esto no nos lleva a ninguna parte. De nuevo, la maldita contradicción.

—Que sea independiente, pero que no pueda vivir sin mí.

—Que sea guapo, pero que no se lo crea mucho.

—Que sea cariñoso, pero no empalagoso.

—Que sea educado, galante, fiel, romántico, gentil, pero también indomable. Sin embargo, al estar conmigo se convierta en criatura dócil.

Pero acaso… ¿ese hombre existe?

Yo tenía un guion del hombre ideal en el que describía a la perfección lo que debe sentir por mí, en qué momento lo va a sentir y cómo tendrá que expresarlo. Todo estaba preparado para el rodaje, él solo tenía que interpretar el papel de Indiana Jones en *En busca del arca perdida*: salvar trampas y obstáculos para así demostrar su valía si quiere estar conmigo.

No hace falta decir que con este guion aún estaría esperando a que llegase Indiana Jones a mi vida. «Ten paciencia —me decía una vocecita—, ¡España es muy grande, no debes tener prisa! Necesitará tiempo hasta encontrarte, pero seguro que lo hace. La media naranja siempre aparece». La fantasía es maravillosa, pero es fantasía.

Ha pasado suficiente tiempo como para comprender que es absurdo seguir esperando un imposible. Lo que yo quiero en un hombre no es lo que necesito en una pareja. Me ha costado comprenderlo, han sido necesarios muchos golpes y decepciones. Pero al fin lo he visto claro, lo cual me ha ahorrado seguir perdiendo el tiempo y confundir conceptos tan importantes como expectativas y verdad, esperanzas y responsabilidad. La felicidad no depende de lo que yo exija en un hombre, sino de lo que yo me exija a mí misma para sentirme bien.

¿Estoy siendo sincera con lo que estoy diciendo? Porque una cosa es la teoría y otra es la práctica. ¿Y si…?

¿No seré yo también un Birkin?

Mientras espero a mi hombre ideal, tomaré conciencia de mis cualidades como mujer ideal a fin de asegurarme de que cada una de ellas está en el sitio que le corresponde.

Cuando intento decir en voz alta cuáles son mis cualidades como mujer ideal me quedo en blanco. Tengo claro quién soy como mujer. Desconozco quién soy como pareja. Al intentar definirme como mujer ideal caigo de nuevo en la red de las preposiciones «de», «por», «para» y en su definición más prosaica y limitante. Temo que mi comodidad emocional me lleve de nuevo al punto de partida de mi viaje y que repita patrones patológicos que de ningún modo deseo que vuelvan a entrar en mi vida.

La paciencia es una virtud que estoy desarrollando poco a poco. En ella me apoyé para comprender que lo importante no es hacer un cambio de creencias de manera inmediata, sino percatarse de que existen y del riesgo que entrañan. Voy aprendiendo a identificar los puntos de alarma que me señalan cuándo me desvío del camino de la clarividencia y del crecimiento. En definitiva, ahora abro bien los ojos.

Gracias a que mi ciudad vital es segura, y mi castillo, sólido, tengo las herramientas necesarias para identificar las creencias limitantes y los roles patológicos en esta etapa de mi viaje. Tras una intensa reflexión pude identificar aquello que yo exigía en un hombre, y ver si yo, en un justo equilibrio, podía ofrecer lo mismo que exigía.

¡Menuda lección de humildad aprendí ese día!

Como dominicana que soy, me gusta el béisbol (lo siento por mis amados españoles futboleros), de modo que voy a utilizar términos de este deporte para ayudarme en el siguiente ejercicio de conciencia.

He aquí tres cualidades que pido en un hombre: sinceridad, generosidad y romanticismo. Veamos si yo las tengo.

—Exijo que el hombre ideal sea sincero. ¿Yo soy sincera?

No tengo por qué contarlo todo. Quiero reservarme algo. Si lo cuento todo sobre mí, tal vez salga corriendo y no vuelva… STRIKE ONE.

—Exijo que el hombre ideal sea generoso. ¿Yo soy generosa?

Soy superbondadosa, pero no se me ocurre pagar cuando salimos a cenar… STRIKE TWO.

—Exijo que mi hombre ideal sea romántico. ¿Yo soy romántica?

Soy muy romántica, sobre todo, al inicio de la relación. Pero cuando la relación ya es más estable me relajo un poco. Es normal, él ya sabe que le quiero… STRIKE THREE.

He perdido la partida, estoy OUT. Ha quedado claro

que no soy realista ni justa con mi pareja. No estoy dispuesta a dar lo que yo le exijo a él, debo reconocerlo. Se ha demostrado un hecho incontestable: no soy una princesita esperando a su príncipe azul, sino el ogro con pies gigantes, con pezuñas y mal olor corporal; si pasas a su lado te escupe. ¡Menudo ogro!

Puede que el símil sea exagerado (a excepción del tamaño de mis pies que, en efecto, son enormes), pero me sirvió para reconocer el contraste que hay entre lo que exigimos y lo que estamos dispuestos a dar. Esto me hizo anotar las siguientes reflexiones:

—Lo que exijo en un hombre es un conjunto de ideales basados en creencias, pero son irreales e imposibles.

—Esto causa un lapsus emocional de consecuencias imprevisibles. La primera consecuencia: no tengo ni idea de quién soy yo como pareja.

—Me centro en pedir y exigir, sin saber lo que realmente necesito. Si partimos de esta premisa, es lógicamente imposible tener una relación basada en la sinceridad, en el autoconocimiento y en la comunicación.

—Me siento como una impostora pretendiendo ser quien no soy.

De nuevo busqué refugio en mi ciudad vital, que afortunadamente había construido con muros sólidos y cimientos estables. En mi ciudad hallé respuestas a mis preguntas.

Lo entendí y lo acepté: no es justo exigir a otra persona sin antes conocernos a nosotros mismos y saber cuánto estamos dispuestos a dar.

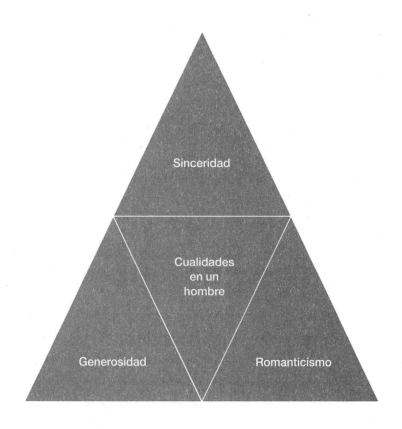

Sinceridad

Cualidades
en un
hombre

Generosidad   Romanticismo

LA LOGIA DE LA VAGINA

Es liberador quedar con amigas solteras cuando todas estamos en la misma situación y compartimos sensaciones e inquietudes. Nos sentimos reforzadas a través de confidencias, un pilar fundamental que sostiene la amistad entre mujeres. Se basa en la lealtad, en la confianza, en el secreto que solo una buena amiga es capaz de guardar. Es algo parecido al despliegue de velas cuando el marinero se hace a la mar. Entre amigas, desplegamos el *power* que nos hace a todas miembros de la logia de la vagina. Lo curioso, y que a mí me molesta mucho, es que esa logia finaliza con la cena. En el momento en que llama por teléfono o aparece en el lugar del encuentro un novio, o un ex, o un probable novio, o sea, descartable espécimen no perteneciente a la logia, de modo que lo que auguraba una prometedora noche de confidencias se desintegra en cuestión de segundos. Los miembros desaparecen y el *power* se desinfla igual que el suflé cuando se pasa de hora.

¿Por qué ocurre tal cosa? Yo creo que es porque activamos arquetipos de cuidadora o de salvadora, que estimulamos inconscientemente en presencia de un hombre. El hecho de estar sentimentalmente unida a un hombre nos resta poder y espontaneidad, no sé por qué extraña fórmula química que surge de no sé dónde. Pero es un hecho comprobado. Sin hombres, la logia de la vagina está a tope. *On fire!* En cuanto aparece un hombre, la vagina se cierra. Maldita sea.

QUIÉN SOY CUANDO TENGO LO QUE QUIERO

Buscar una pareja que te haga feliz puede ser una labor que te lleve años. Unas veces se consigue, y otras no. Yo no siempre sé lo que quiero, pero sí lo que no quiero. No quiero estar triste ni sola.

La búsqueda no siempre tiene por qué ser activa, a veces se produce un encuentro por puro azar que puede ser mágico. En otras ocasiones, la búsqueda resulta infructuosa y frustrante. No olvidemos que tras un encuentro amoroso está el caprichoso Cupido lanzando sus flechas sin ton ni son. Para Cupido el amor es un juego, de nosotros depende redirigir esas flechas que él dispara desde no se sabe dónde.

Cuando dejo que en mi mente prevalezca la negación, el sentimiento que me acompaña es el miedo. Miedo a fracasar, a equivocarme, a ser rechazada. Esto ocurre cuando, precisamente, no sé lo que estoy buscando y otorgo plenos poderes al caprichoso Cupido. El hecho de no saber conlleva un riesgo evidente: confiarle mi felicidad a otra persona. Es decir, dejar que esa otra persona entre en mi vida y maneje los hilos a voluntad.

El miedo es un monstruo terrible que, sin embargo, resulta fácil de desterrar. Basta con no pensar en él. Si permites que el miedo entre en tu vida, dejas la puerta abierta a la inseguridad, a la soledad y a la tristeza. Y es muy importante impedir que el miedo se adueñe de tu vida. Porque al empezar una relación amorosa queremos vivirla intensamente, sin temores ni desconfianza. ¿Cuánto durará, de verdad me quiere, es real lo que estoy viviendo…?

Estas preguntas son inevitables cuando revolotea en nuestra mente el miedo al abandono. Se activa de modo inconsciente un victimismo egoísta que se alimenta de nuestras propias debilidades y complejos. Entonces atacan los demonios heredados de creencias atávicas… Los hombres lo tienen más fácil porque ellos no deben preocuparse por el reloj biológico, pueden tener hijos cuando quieran. Nosotras las mujeres estamos presionadas por la edad…, hay una edad para tener hijos…

El reloj se convierte en obsesión. Miro cómo avanzan las manecillas del reloj, y en cada vuelta veo doce horas que me alejan de la posibilidad de tener hijos porque aún no tengo pareja. Cuando por fin la tengo, no me gusta cómo funciona ni el papel que represento en dicha relación. Aquí hay algo que no funciona. ¿Por qué actúo más como si fuera una *cuidadora* en vez de una pareja, que es lo que en realidad soy? ¿Lo soy, o creo que lo soy? ¿Cómo me ve él a mí? ¿Está encantado con mi papel de cuidadora, salvadora, protectora? Pero yo soy su pareja, no soy su madre. Entonces…, por qué le digo cómo debe vestirse, cómo hacerse el nudo de la corbata, cómo cortarse el pelo, por qué le repito todos los días que cierre la tapa del váter, que deje el cepillo de dientes hacia arriba y no hacia abajo… ¿Es que no lo aprendió cuando era niño? ¿He tenido que llegar yo para decirle que deje de fumar y lleve una dieta sana? ¡Por el amor de dios, que yo no soy su madre! ¿No será que en el fondo me gusta sentir que me necesita? ¡Pero si ha vivido sin mí durante treinta años! Sabe comer, sabe beber, sabe cerrar el váter, sabe cepillarse los dientes… ¿Qué demonios hago yo enseñándole como si fuera un niño pequeño? Ya es adulto, no necesita una mamá, sino una pareja.

Pero tardé en darme cuenta de lo mal que enfocaba yo la dinámica de pareja. Me veía desempeñando el rol de mujer perfecta, de pareja perfecta y, por consiguiente…, de pareja manipuladora. Cuando actuaba convencida de que yo era mejor que mi pareja, manipulaba sin saber que lo hacía. Pero era manipulación, sin ninguna duda, porque estaba enviándole mensajes del tipo: «Yo soy mejor que tú, tú lo haces todo mal, tienes que aprender de mí...». Y con estos mensajes le estaba diciendo que era débil, que no sabía valerse por sí mismo..., y pasé inconscientemente a doblar las camisas porque él no sabe, a hacer la cama porque él no sabe, a cocinar porque él no sabe..., y era yo quien le había hecho un inútil. Había pretendido ser la pareja en el rol de madre y maestra.

Pero todo eso se quedó atrás. Ahora ya estás preparada para tocar la cima, la ves muy cerca, a pocos pasos de ti. Sientes que tus sentidos se han agudizado, eres más sabia, tus músculos, aunque están doloridos, te han hecho más fuerte. Te sientes imbatible y quieres compartir este momento con esa persona especial, pero no está a tu lado porque no se ha preparado bien para esta aventura y se ha quedado atrás. Tu primera reacción es pensar que eres lo suficientemente fuerte por los dos, de modo que vuelves a por ella y la encuentras en el mismo lugar donde la dejaste, inamovible y con pocas ganas de subir. Intentas salvarla, quieres que vea lo importante que es esta etapa para ti y la disfrute contigo. Pero tus esfuerzos son inútiles, pesa demasiado y no se mueve. El resultado de esta actitud no es sino un profundo agotamiento, y cuando decides emprender de nuevo tu camino —ahora en solitario—, ves que unas nubes que presagian tormenta ocultan la cumbre, empieza a oscurecer y no puedes avanzar. La ocasión para encumbrar tu cima ha pasado: oportunidad perdida, tiempo malgastado. Has hecho tal esfuerzo que no tienes fuerzas para moverte entre la decepción que sientes por ti misma y el dolor físico del rechazo. Así que te quedas a su lado, y ambos pereceréis congelados en vuestras falsas expectativas.

Así fue como yo caí en el abismo. Por la obsesión de ser amada, olvidé amarme a mí. Y fracasé en mi relación.

Amar el amor es peligroso

Amar el amor es una fantasía que sigue inspirando a escritores y artistas. Hemos trasladado a la realidad esa ensoñación con tanta pasión que matamos y morimos por ella. Romeo y Julieta es buen ejemplo de cómo un amor de juventud es apasionado y a la vez inestable, ya que se sustenta en una relación inmadura que, con el paso del tiempo, nos ayuda a crecer como individuos. O no. No siempre aprendemos de nuestras experiencias, sobre todo si no estamos dispuestos a distinguir entre fantasía y realidad. En el amor, indudablemente hay mucha fantasía. Si de una relación amorosa que iniciamos siendo adultos esperamos sentir lo mismo que nos produjo aquel lejano amor adolescente, entonces de poco habrá servido cumplir años. El resultado será nefasto.

En la adolescencia adornamos el amor con ideales que nos parecen perennes. Nos sentimos amados y necesitados. Todos somos Romeo y Julieta. Sin embargo, cuando somos adultos, empezamos a notar que la relación amorosa no nos satisface del todo. Y no nos sentimos cómodos analizando los motivos. ¿Tal vez porque tememos que se rompa y nos quedemos solos? La simple pregunta nos inquieta porque nos anticipa el fantasma de la soledad y el abandono. De nuevo, la contradicción amenaza con entrar en nuestra alcoba. Inseguridad, no aceptación…, me faltan palabras para describir lo que intento decir. Cuando por fin las encuentro, sé que es tan sencillo como aceptarme tal cual soy. No pretender imponer a mi pareja ningún modelo de conducta, sino aceptarla tal cual es. Porque yo espero y exijo que mi pareja me acepte a mí tal cual soy, sin pretender cambiarme ni convertirme en lo que no soy. Entender así el amor evita mucho sufrimiento.

Yo quiero amor puro, quiero experimentarlo y vivirlo. Quiero un amor generado por mí y para mí. Lo que quiero de verdad es enamorarme por primera vez en mi vida. Y puesto que lo tengo claro, decido enamorarme de mí: quererme por quién soy y adorarme por quién quiero ser. Deseo empezar una relación emocional conmigo, y para ello voy a invitar a salir a esa mujer sorprendente, misteriosa, con mirada vivaz que me atrae y me seduce. Voy a tener una cita con Electa Navarrete.

UNA CITA CONMIGO MISMA

Salir conmigo misma inicialmente iba a ser algo fácil. Recibir un no por respuesta estaba descartado. Nadie me iba a rechazar. Sin embargo, qué equivocada estaba. Resultó ser más difícil de lo que pensaba. No había forma de cuadrar mi agenda para quedar conmigo: este sábado no puedo porque ya tengo planes, el finde que viene estoy en un congreso y entre semana estoy a tope…

Utilizaba excusas para no tener momentos de intimidad conmigo, las mismas excusas que había utilizado cuando no quería que una relación avanzara más.

¡Estaba pasando de mí! Yo misma…, no me estaba haciendo caso. Me estaba tratando con dureza, no me estaba prestando atención. Nunca llegaba el momento para concertar una cita con la persona más importante en mi vida que era yo. ¡Yo! Sí, sí, yo misma. El hecho de estar conmigo teniendo tantas otras cosas que hacer me parecía absurdo e innecesario. ¿Qué iba a hacer yo conmigo misma?

He aquí mi primer error: me estaba prejuzgando. El hecho de no hacer nada no siempre significa que sea perder el tiempo. ¡Y por fin lo entendí! Si yo no valoro lo importante que es dedicarme tiempo, cómo pretendo que otros lo valoren por mí…

Organicé mi cita conmigo. La preparé con el mismo celo con que se prepara una primera cita amorosa con quien será… posiblemente tu gran amor. Me sorprendió estar nerviosa para esta primera cita que podría cambiar mi vida.

Dediqué tiempo en vestirme para mi agrado, me observé en el espejo cuidadosamente, no dejé nada al azar, cuidé los detalles y me dije: «¡Qué guapa estás, jodía!».

En el salón de mi casa creé un ambiente romántico y acogedor. Cociné para mí; llevaba tiempo sin hacerlo y me pareció el momento perfecto para retomar el gusto por la cocina. Me sorprendí disfrutando de los olores del plato que estaba preparando con calma y con amor mientras saboreaba una copa de Macan, uno de mis vinos favoritos.

Maridaje perfecto: solomillo a la plancha con cebolla caramelizada y puré de patata. Qué momento más delicioso, me encantó cocinar para mí y degustar mi plato con el amor más puro que puede sentir alguien por otra persona: yo misma.

No me senté a la mesa. Cual griego o romano de la antigüedad, comí recostada en el sofá que hacía las veces de triclinio. Con la bandeja delante de mí y la copa de Macan en la mano, me sentí a gusto y consciente de la grandeza del momento. Estaba preparada para escuchar a mi corazón.

Qué maravilloso instante. Tecnología apagada. Silencio. Toda mi atención y admiración centrada en mí. Interioricé este momento de un modo profundo y sublime, sin distracciones. Nada importaba más que yo… Así lo viví. Y me sentí más viva que nunca.

—Háblame, Electa. Te escucho.

Empecé la conversación con un diálogo que fue discurriendo suave y cálido, bajo una lámpara a media luz. Escuché a Electa. No la interrumpí ni una sola vez. Tenía mucho que contar. Yo la escuchaba, no me interesaba hablar de mí, lo que necesitaba era saber más de ella. De esa Electa que ahora por primera se desnudaba dejando ver toda su fragilidad y vulnerabilidad. Sin trampas. Sin maquillaje. Sin máscara.

Me enamoré de ella. Descubrí la gran mujer que es, y me hizo inmensamente feliz comprobar que también ella sentía lo mismo y no le daba miedo decirlo en voz alta. Nació entre ambas un vínculo tan profundo que jamás podrá romperse.

—He aprendido a cuidarme —dijo después de una pausa mientras levantaba la copa con un gesto solemne—, y cuando te cuidas, creas un vínculo contigo misma que te ayudará a no sentirte sola jamás.

—¿Y qué más has aprendido? —le pregunté en una de sus largas pausas.

—He aprendido a identificar cuáles son mis necesidades. Ahora sé distinguir entre querer y necesitar. Sé lo que quiero, conozco mi esencia. Sé quién soy y lo que deseo. En cuanto a lo que necesito...

—¿Qué necesitas?

—Necesito amor, independencia, autonomía, armonía, seguridad. Con parejas anteriores, al manifestar las cosas que yo necesitaba sentía que mendigaba..., y no quiero mendigar. Porque mis necesidades son prioridad en mi vida. No voy a suplicar por lo que es mío por derecho.

En mi cita conmigo reconocí cualidades que yo desconocía que tenía: curiosidad, valor, alegría, capacidad de amar, autoconocimiento, humor, gratitud. No era necesario presumir de ellas ante nadie. Me bastó con descubrir que las tenía, y eran mías. A partir de ese día aprendí a valorarme y a hacer buen uso de ellas para mejorar las relaciones con los demás.

—Soy fascinante, me gusto, me acepto como soy: independiente, bondadosa, cálida. Me hipnotiza hablar conmigo, escucho mi voz y veo el gesto de mis manos. Tengo mucho que decirme, y todo en positivo. Se acabó el criticarme y tratarme con dureza. Soy vulnerable, sí. Soy frágil, lo sé. Por eso he decidido cuidarme, y lo estoy consiguiendo.

A la primera cita le siguieron otras muchas. Cada semana espero con anhelo y alegría mi siguiente cita conmigo. Cada encuentro llega con emociones nuevas y promesas de felicidad y aceptación. En cada nueva cita se genera un ambiente propicio para desarrollar un vínculo de amistad pura y auténtica.

Una relación que podría haber sido simple y casual se convirtió en una relación seria conmigo misma, la más importante. Las siguientes aportaron refuerzos de independencia, de libertad y de respeto. Aunque yo notaba que había mucha química conmigo, no eran encuentros sexuales (el *satisfyer* se quedó en el cajón unas semanas más). Mi prioridad no era el sexo, sino el corazón y la mente. La parte sexual es casi siempre una salida fácil para evitar una conversación cara a cara con la conciencia. ¡A pecho descubierto! Yo la tuve, y de ahora en adelante este sería el timón que guiaría el modo de relacionarme conmigo y con el mundo. Pero un timón hay que agarrarlo con determinación porque, si no, el barco podría perder el rumbo. Desde el primer momento supe que fue un gran acierto hablarme de tú a tú sin tapujos ni condicionamientos. Merecía la pena proteger esa amistad que acababa de nacer entre las dos Electas (si es que eran dos y no una sola). En el fondo eso no importa. Lo que importa es que Electa perdió el miedo a escuchar su propia voz, que hasta entonces había estado callada.

Qué alivio sentí al despertar a la mañana siguiente.

Me sentía acompañada, querida, comprendida y, sobre todo, no juzgada. Había desaparecido el fantasma de la soledad que días antes estaba ahí en la sombra, siempre al acecho.

No necesito a nadie para ser feliz..., me tengo a mí. No buscaré una pareja. Si aparece en mi vida, decidiré libremente si la quiero o no. Ahora sé lo que es el amor verdadero, puro e incondicional. Sin exigencias. Sin condiciones, sin necesidades impuestas ni roles predeterminados.

Estaré sola si quiero. No lo estaré si no quiero estarlo. La soledad me da paz. Sentirme sola..., eso es otra cosa. De momento, no me siento sola, sino plenamente feliz. Me he encontrado a mí misma. Es la primera vez que estando soltera no necesito ni quiero una pareja. Esta es una sensación liberadora: estoy sola y todo está bien.

En esta etapa de mi viaje de vez en cuando hago una parada para descansar en alguna ciudad vital. Teniendo conciencia de quién soy yo, no temo alejarme de mi camino. Sabiendo cuál es mi recorrido y cómo esté mi amor propio, siento seguridad y cobijo.

MI PERSONA ESENCIAL

Ya imagino a mi esposo sonriendo (siempre lo hace). Cuando empiece a leer estas líneas, se dibujará en su rostro una amable sonrisa que conozco bien. ¿Por qué digo esto? Porque resulta que, en el momento en que yo estaba tan a gusto conmigo misma, profundamente enamorada de mí hasta el punto de que quería ser mi compañera vital, ¡zas!, aparece él y lo estropea todo.

Nos conocimos en Perú, durante un viaje que cada uno inició en solitario. Él se unió a mí de forma tan sutil, ligera y hermosa que ni siquiera me percaté de su compañía durante gran parte del viaje. No porque su presencia fuera silenciosa, sino por la manera en que nos acoplamos en el ritmo de nuestra respiración, de nuestros pasos y de nuestros descansos. Sin darnos cuenta, empezamos a caminar juntos.

Contando este hecho con la perspectiva del tiempo, caigo en la cuenta de que todas las cosas importantes en mi vida han ocurrido durante un viaje. Conocer a mi marido, entre ellas. A nuestros amigos les gusta escuchar nuestra historia de amor (a mí también me encanta contarla), la ven como un testimonio de que el amor verdadero existe y se puede encontrar. Siempre dejo claro que un año antes de conocer a mi marido, yo había descubierto al amor de mi vida. Mi alma gemela era yo.

Pero al llegar ese hombre a mi vida, sentí que iba a ser mi pareja esencial (él me llama cariñosamente *qosqo*, que en quechua significa «ombligo del mundo», «centro del universo»). Y así fue, con el paso del tiempo pasó a convertirse en mi compañero vital. Se produjo en el momento justo y perfecto porque yo había aprendido lo más importante acerca de mí: aceptarme tal como era, valorarme en lo que soy y no en lo que esperan de mí los demás. Esto me permitió conocerle a él tal cual era y sin juzgarle. El resultado fue hermoso: una relación basada en la independencia, la seguridad, la asertividad y la sinceridad. Para que una pareja prospere debe estar libre de dudas y de sombras. Y es justo lo que yo había conseguido: liberarme de aterradoras dudas que me hacían desconfiar de mí misma y de mi entorno. Sabiendo quién era yo, supe qué sentía por él. Podía dar amor sin exigir nada a cambio. Se acabó el dar vueltas de día y de noche acerca de cómo me ven los demás. Lo que importa es cómo me veo yo. Y me veo espléndida y genial.

Le amo a él como me amo a mí. Sé que cuanto más me amo a mí misma, más lo adoro a él. Lo quiero, estoy enamorada de él, le admiro, le respeto. Es mi pareja esencial. Lo hermoso de esta situación es que por encima de todo me amo más a mí. Sé que puedo vivir sin él, recorrer mi viaje sin él y por eso lo quiero a mi lado. Por decisión, no por necesidad.

Mi esposo es mi pareja vital en esta etapa de mi vida, siempre será bienvenido a acompañarme en las etapas futuras. Pero si un día decidiera no caminar más a mi lado, sé que puedo seguir mi viaje sola. Y esto es liberador. Es fundamental para no sentir miedo. A él le pasa lo mismo, y por ello hemos construido una relación sin imposiciones. No tenemos necesidad de estar el uno con el otro, y por esta razón nuestro vínculo es sólido.

Las relaciones tóxicas son cosas del pasado, y las inseguridades también. Somos personas en crecimiento y aprendizaje continuos. Estamos llenas de contradicciones, pues es inevitable enfrentarnos a cosas nuevas todos los días. En lo que se refiere a sentimientos, nada debemos dar por sentado. Las emociones hay que cuidarlas constantemente. Por naturaleza, las personas no somos tóxicas. Necesitamos oxígeno, no una máscara antigás llena de prejuicios. Tu amor propio es tu mejor protección y antídoto. Si no te protege, es imposible que encuentres jamás a tu persona esencial.

Lo llamo «pareja esencial» porque establezco un símil con los aminoácidos esenciales, aquellos que el cuerpo no puede sintetizar por sí mismo, por lo que precisa fuentes externas para producirlos. Gracias a los aminoácidos esenciales nuestro organismo genera sustancias que disminuyen el estrés y la ansiedad, tales como la serotonina y dopamina. Una pareja esencial te aporta cosas que no has vivido antes, y mediante esas vivencias se genera en ti alegría y tranquilidad, porque una pareja esencial te genera dopamina y serotonina, fuente constante de placer.

Cuando vemos la singularidad de nuestra pareja, la aceptamos y amamos tal como es. Nos agrada crecer junto a ella, al tiempo que aprendemos y nos enriquecemos con nuestras diferencias. Esto equivale a los aminoácidos esenciales que no tenemos y que nuestra pareja nos puede aportar.

No debes tener miedo a estar solo ni a las rupturas, las parejas esenciales siempre tienen algo que aportarte, incluso después de una separación. Las rupturas son una evolución y no un final del camino. No lo veas como un empezar de nuevo para encontrar a otra persona, sino una oportunidad para continuar con tu etapa en solitario y recordar que te tienes a ti. *A ti*, tu principal aminoácido.

La primera palabra de amor que le dije a mi marido fue «no».

Lo repito. La primera palabra de amor que le dije a mi marido fue «no». Y lo voy a explicar.

Marcar directrices claras de cómo convivir conmigo fue el acto de amor más puro que podía hacer en aquel momento. Poner límites a tu pareja esencial es importante, no tengas miedo a hacerlo. Si se resiste o no lo acepta, entonces tal vez no sea tu compañero vital. Pero si te entiende y te respeta, te acompañará en la aventura que acabáis de empezar.

Quíteme esta cara de viuda

Las rupturas emocionales no asertivas a veces se gestionan de tal forma que dejan una huella indeleble en el corazón, hasta el punto de que es como si el corazón también muriese junto con la relación que se acaba. Algunas pacientes se creen viudas del amor verdadero. Al perecer su relación, se sienten de nuevo solas, con la obligación de volver a ser ellas mismas, y se ven incapaces de conseguirlo porque el espejo en el que se miran sigue reflejando el dolor y la decepción de lo que ellas consideran un fracaso emocional.

En contra de lo que piensan muchas personas, la medicina estética no pretende resolver complejos de inseguridad o de «mi físico no me gusta». Aceptarte como eres y tener una relación afectiva contigo es muy importante, pues de ello dependerá el éxito del procedimiento que se vaya a realizar.

Yo puedo efectuar una armonización facial buscando el

equilibrio entre la piel y las vivencias de mis pacientes. Si la paciente no se acepta tal como es, o no se ama por quién es, nunca verá un resultado satisfactorio en su cara. Las visitas a la consulta se convertirán en un calvario delante del espejo. ¡Porque el espejo no hace el trabajo que le corresponde a cada uno!

Cuando decides someterte a un tratamiento de rejuvenecimiento facial o corporal, no debes hacerlo para agradar o para convertirte en el ideal de alguien, sino porque quieras gustarte a ti. Si quieres verte mejor porque con ello crees que tienes la posibilidad de encontrar pareja, vuelves al punto de partida: la dependencia emocional.

Ponte guapa. Para ti. Para nadie más. Si tú te ves guapa, los demás te verán guapa. Tu belleza sale de ti, no de la valoración que obtengas de los demás. Primera regla de soltería equivocada: «Quiero estar guapa porque ahora vuelvo a estar en el mercado». ¿Volvemos al pañuelo de seda y al cordero lechal? ¡Que no somos objetos en un mercadillo!

Poca solidez tendrá tu relación sentimental si empieza por un retoque estético, cuyo objetivo sea ligar o seducir por haberte infiltrado bótox.

En mi consulta oigo a menudo: «Doctora, póngame guapa que vuelvo a estar en el mercado…». Las rupturas, las separaciones o los divorcios se manejan como una parada en un autobús o en un tren durante un viaje. Llega el próximo tren, y nos montamos hasta la siguiente parada. Yo creo que esto es un error y un mal enfoque. Deberíamos aprovechar la ruptura como una oportunidad para volver a vernos, adorarnos, amarnos. Hablarnos de tú a tú. Concertar una cita íntima con nuestro ser más profundo y hablarnos a corazón abierto.

No hay nadie más importante que uno mismo. No nos conformemos con ser un producto de un mercado de carne.

Cuando te tienes a ti, te liberas de todo tipo de ataduras.

12

ERES EGOÍSTA

Y no te sientes culpable

¿Qué queda de cuanto aprendimos en Lengua en la escuela primaria? ¿Recordamos algo, aparte de sujeto y predicado y una larga lista de verbos? Recuerdo lo mucho que me aburría escuchando al profesor, que, por cierto, se llamaba Demetrio. Ni siquiera su peculiar nombre conseguía dar emoción a sus soporíferas clases. Sin embargo, recuerdo perfectamente el orden en el que nos hizo aprender los pronombres. Insistía mucho en el orden. Primero *yo*, luego *tú* y el último *ellos*. Visto ahora desde la distancia, es como si don Demetrio hubiera tenido una premonición. «Los pronombres son palabras que reemplazan al nombre», repetía una y otra vez para asegurarse de que lo entendíamos. *Yo*, Electa…

¿Intuía don Demetrio que algún día yo escribiría este libro?

Ha llegado el momento de hablar de algo tan simple, y a la vez tan importante, como son los pronombres. Gracias a ellos, sabemos qué lugar nos corresponde. Entre el *yo* y el *ellos* se mueve todo nuestro mundo. Y tengo claro que primero voy yo. Esto de ningún modo significa que sea egoísta. Pero vayamos por partes.

ZONA DE LA MUERTE

Este capítulo no es la etapa más difícil de tu viaje, pero sí la más inclinada y solitaria. Aquí es donde muchas personas han perecido tratando de alcanzar la cima. Es la zona que está en el valle de los espíritus, antes de la zona de la muerte. Los miedos y las resistencias de las personas que no han pasado este tramo te rodean, las puedes sentir como si fueran creencias inmateriales que hacen que tu voluntad desfallezca, con el riesgo de que tú también te conviertas en un ser sin materia.

Antes de encumbrar el Everest atravesamos un paso llamado «zona de la muerte». Aquí no puedes aclimatarte. Es cuando literalmente tu cuerpo empieza a pudrirse: antes de morir te desintegras. Se trata de un paso estrecho que no puedes atravesar con alguien a tu lado. Faltan pocos metros hasta llegar a la cima. Las muertes se producen por las largas colas que esperan para subir a la cumbre. Por esta razón, es importante que estés ahí el tiempo preciso, ni un minuto más. Por esperar, puedes morir. Si no piensas en ti como la persona más importante, perecerás inevitablemente. Debes ocupar el lugar que la montaña te ha reservado a ti, y no a otro. Es decir, *yo* me pongo en primer lugar, porque de lo contrario otra persona se pondrá por delante y será tarde para corregir mi error. Habré muerto.

Velar por tener la primera posición en tu vida es una misión similar a la de quien escala el Everest: colocarse en primer lugar. De las muchas enseñanzas que adquirí en mi viaje vital esta fue una de las más importantes. Primero *yo*..., y no me sentiré egoísta por ello. Cuestión de supervivencia.

Hasta aquí hemos llegados juntas tú y yo, a través de estas páginas que simbolizan la subida al Everest. Juntas hemos cumplido etapas de crecimiento y aprendizaje, pero has realizado este camino por ti misma. Y el resultado eres *tú*, vibrante, con ganas de salir al mundo y verte reflejada en él. Después de tanto tiempo te tienes delante, eres tú tal como querías verte. En ti se está produciendo una transformación cada vez más perceptible y en sintonía con el aumento del tono de tu voz. Ya puedes mirarte en el espejo amando lo que ves.

Ahora es cuando tú cobras protagonismo. Floreces para ti, brillas para ti, respiras para ti. Ver que los focos apuntan hacia ti puede provocarte vértigo. Recuerda que los focos de tu vida siempre han estado encendidos, pero no los veías porque te ocultabas en las sombras. Ahora estás a las puertas del conocimiento pleno de ti, sientes todo tu cuerpo. Te percibes de una manera tan profunda que puedes captar las contracciones de tus venas, y a través de ellas sientes con más intensidad tus propios sentimientos y eres más consciente de tus pensamientos. Te ves como una persona completa. Esa nueva hipersensibilidad acaso moleste al inicio, pero es un signo de fortaleza. Eres como Superman, has desarrollado superpoderes y debes acostumbrarte a ello.

Este es un momento agridulce. Todo es sobre ti, todas las cosas giran en torno a ti porque eres el centro de tu universo. Te encuentras admirando las vistas de tu hazaña, embriagada por el amor que te has dado. Te sientes distante y aislada de todo tu entorno. Has recorrido un camino difícil, y solo a ti te pertenece saborear el resultado de tus logros. Por esta razón, es natural que te sientas sola. No te preocupes por ello. La soledad que experimentas cuando por fin te encuentras contigo mismo es solo transitoria, no es en realidad soledad, sino todo lo contrario: es el descubrimiento de quién eres tú y de lo que eres capaz de hacer cuando conoces tu fortaleza. De modo que sí. Es necesario y bueno que te sientas sola por un momento. Porque lo que te espera después de esa soledad es la compañía de las personas que verdaderamente valdrán la pena. Con ellas compartirás una vida plena, porque sabrán reconocer el camino que has recorrido y querrán transitarlo contigo. Sin juzgarte. Sin llamarte egoísta.

Pero ten cuidado. El viaje es mucho más que una suma de etapas. En cada una de ellas encontrarás polizontes que querrán que los lleves a cuestas, o que no sepan adónde van y decidan seguirte. Ten cuidado. Tú no puedes asumir como una carga la debilidad de otros. Quien decide subir el Everest tiene que ser consecuente con su decisión porque no es una montaña cualquiera, es la más alta del mundo, pero también la más hermosa. Cada uno debe escalarla poniendo al límite sus fuerzas y su resistencia. Aquí no hay debilidad que valga, tampoco generosidad ni empatía. El ascenso es individual, paso a paso. Quien se quede en el camino, ya sea por falta de energía o como consecuencia de la duda, ahí se queda. Muerto en la nieve. Tú sigues subiendo, sin llevar a nadie en los hombros. Pueden avanzar contigo, pero no a costa de ti. Ten siempre esto muy claro. Si ellos caen, tú caerás asimismo. Puedes hacer de guía, no de salvadora. Te ofreces a tender la cuerda de seguridad en los pasos peligrosos, pero no asumes más riesgo que el que te corresponde.

Entender esto me ha costado años. Ponerlo en práctica, muchos más. Pero cuando vi el resultado en mi crecimiento personal, supe que había conseguido algo muy importante en mi vida: me había encontrado a mí misma. Antes de abrazar mi Everest personal, puedo bajar cuantas veces quiera a ese campamento base que es mi ciudad vital, tomo aire, descanso y recobro fuerzas mediante la conciencia de mi ser. Tú también podrás entrar en otras ciudades vitales, disfrutar de su hospitalidad y quedarte el tiempo que quieras. Pero no te duermas en los laureles, recuerda que es fácil perderse durante el camino.

Es normal que nos olvidemos a veces de nuestro amor propio y caigamos en el sendero del autoabandono y del drama. Pero conviene que recordemos aquel consejo que nos dan cuando vamos en avión: primero te pones *tú* la mascarilla de oxígeno y después ayudas a los demás. Si tú no estás bien, no podrás ayudar a quienes más quieres. Por eso da igual el tiempo que te encuentres de viaje. Cuando vuelves a tu ciudad vital, te colocas esa mascarilla y respiras tu esencia. Allí recargas tu poder y te llenas de energía.

En tu ciudad vital, que tanto esfuerzo te costó levantar, retornas al suelo fértil liberada de tus miedos. Y con satisfacción observas los sólidos cimientos en los que se apoyan tus sentimientos, admiras la magnífica muralla que han construido tus límites y disfrutas de ese castillo majestuoso que eres *tú*. Tu ciudad vital no es impenetrable..., es inquebrantable. De ahí, tu fortaleza y tu poder.

En este momento tienes tus cinco sentidos apuntando en tu dirección. Seguramente observarás resistencia de tu entorno ante los cambios que vean en ti, y esto tal vez despierte tus miedos, que removerán las aguas de tu paz interior. Pero confía en ti y en las habilidades que has aprendido para mantenerte serena. No cometas el error de perder la calma.

Estás a quinientos metros de la cima, para cada paso que das necesitas respirar quince veces. Recuerda bien esto: el menor descuido podría costarte la vida. Asimila lo que has aprendido y ten paciencia. La calma será tu mejor compañera para aclimatarte a esta nueva etapa. El tramo de ascenso que acabas de iniciar te exigirá poner a prueba el aprendizaje que has ido acumulando a lo largo de este viaje. Volverán los miedos, las dudas, las sombras: más vale que lo sepas. Pero has conseguido algo importante: estás preparada para cuando lleguen y no les harás caso. Seguirás escalando hasta llegar a la cima, que es tu destino final. Sin herir la sensibilidad de nadie, sabrás decir lo que debes decir porque ahora tienes la capacidad de poner en su sitio a quien pretenda traspasar el límite. Cuantos errores pudieras haber cometido, no son una amenaza para hundirte. Todo lo contrario: te catapultan.

El miedo que sientes es un recordatorio de dónde vienes y hacia dónde quieres continuar. El miedo no te paraliza, sino que activa tu instinto de supervivencia. Te mantiene con los ojos abiertos y te hace más sensible a tu entorno.

El miedo lo creamos nosotros. Sin darnos cuenta, le damos un poder que puede destruirnos. Pero ya no. Ahora lo podemos transformar en lo que queramos. Yo convertí el miedo en un *mimo* o *fantasma* sin voz ni color, que apenas emite señal. Puedo reírme de él o ignorarlo, no tomármelo en serio. No entrará en mi ciudad vital, porque yo no quiero. Y tú puedes hacer lo mismo.

Recuerda que has estado revolviendo las aguas de este lago hermoso que es el conocimiento de ti misma y has estado extrayendo miedo en forma de lodo. Ahora lo ves turbio, pero dale tiempo para que repose y podrás ver las aguas cristalinas de tu esencia. Lo importante es observar, mantener tu calma y amor propio. Solo así podrás ver en lo más profundo de tu interior.

Ahora viajas con paso firme, contigo llevas la brújula de tu seguridad. Caminas con tal decisión y fuerza que otros viajeros no podrán acompañarte. Te sentirás culpable, y eso puede hacer que te detengas e incluso des marcha atrás. El resultado será la inmovilización en tu crecimiento personal y el desvío en la búsqueda de tu poder. Aquí no puedes retroceder ni detenerte, es la *zona de la muerte*, de modo que tu poder empezará a desvanecerse, tu esencia se degradará. Aquí morirás. Esta es una de las partes más peligrosas de tu viaje; si dudas no llegarás a esa cumbre que eres tú. Si confundes el entusiasmo con temeridad y subes a toda velocidad, puedes quedarte sin aire, fracasar y condenarte a vagar de por vida como un espectador adormecido. En este último tramo estás solo tú. Tu oxígeno es tuyo, el lugar en el escalón de ascenso te pertenece. No lo compartas con nadie. Y recuerda: no eres egoísta por ello.

SI ERES RESPONSABLE, NO ERES CULPABLE

El sentimiento de culpa es el peligro que acecha cuando tienes amor propio. No confundas el hecho de ser empático y evitar hacer daño a tu entorno con inmolarte y ceder ante los deseos de los demás. Si no distingues bien entre ambos, corres el riesgo de confundir un lenguaje que puede resultar destructivo para ti y enredarte en un bucle de inseguridad y de confusión. Puede que sientas que cometes un error al escuchar tu voz. Es normal, puesto que te encuentras en una etapa de crecimiento en la que la seguridad en ti revela las inseguridades de los demás. Y eso te hará dudar acerca de si debes continuar.

Por encima de todo, evita el drama. En tu lago interior se mueven magníficas olas y al observarlas sentirás que tu propia fuerza se activa con ellas; pero si te adentras demasiado, la corriente te puede arrastrar. Si recurres al drama para vivir, corres el riesgo de ahogarte. El drama está en ti y se activa cuando sucumbes a la culpabilidad. Ten presente que la culpabilidad deja huella, y aunque creas que la has dejado atrás está ahí siempre al acecho, aparece ante el menor gesto de duda por tu parte. La culpabilidad es un hábito de tu pasado que mantienes para recordarte dónde estás y adónde has llegado, pero debes mantener los ojos abiertos y no volver atrás.

A veces te sentirás culpable porque piensas que eres egoísta. Si piensas que eres egoísta, crees que los demás lo piensan. ¿Quién fue primero, el huevo o la gallina? A ti te da igual, tú lo que vas a hacer es una tortilla. Deja de pensar en lo que piensen los demás. Eso es perder el tiempo.

Sentir empatía, amor y no juzgar a nadie evitará que puedas herir a las personas. Si has puesto un límite y no has podido cumplir tu parte del compromiso es esencial que asumas tu responsabilidad. Lo mismo ocurre cuando reconoces que no has sido sincero y has evitado enfrentarte a una situación para buscar una solución. ¿Eres responsable del daño que has podido causar a tu entorno? Hay que responder con sinceridad y reconocer los errores cuando se cometen. Solo así es posible el camino hacia la plenitud.

Cuando las sensaciones que te acompañan son la autocrítica, la vergüenza y el miedo, estás en el territorio de la culpabilidad. Es importante que sepas reconocerlo, de lo contrario, te hundirás en sus profundidades. La culpabilidad se extiende a gran velocidad, es imposible escapar de ella una vez que te atrapa. Ser responsable no implica enjuiciarte, sino sencillamente aceptar una situación y pedir perdón. Cambia la culpabilidad por responsabilidad. Aligera tu carga vital, porque vas a caminar más rápido y firme. Es esencial que sigas escuchándote, entendiéndote y aceptándote primero a ti y después a tu entorno. Este capítulo es un diálogo entre el amor propio y el egoísmo. Volvemos al *yo*. ¿Cómo es posible que el código moral impuesto a lo largo de nuestra vida nos haga sentir culpables hasta el extremo de robarnos la paz y el equilibrio? El perdón es la vía para aceptarte a ti y a los demás. No existen culpables. La vida es un camino que empieza con la responsabilidad de adquirir un compromiso con nuestra propia felicidad y, por consiguiente, con la felicidad de los demás.

PONTE SERIA Y DEJA DE TOMARTE LA VIDA TAN EN SERIO

He aprendido algo importante: la euforia no siempre es fiel compañera de viaje. A veces nos abandona, y cuando eso ocurre nos invade una tristeza que empaña la felicidad que tanto nos ha costado conseguir. He aprendido a relativizar y a tomarme en serio lo que de verdad importa.

Yo no tengo hijos, comprenderé a quien me diga: «Claro, como no tienes hijos, es muy fácil ponerte a ti en primer lugar de importancia». No acepto esta frase si en ella hay implícita una acusación de incomprensión por mi parte. Los hijos son la máxima preocupación de un padre y una madre. Y así debe ser. Pero al reivindicar el lugar del pronombre *yo* en primera posición quiero reforzar la idea de que «no te abandones, por mucho que tus hijos o tu marido te necesiten». Si tú no te cuidas, no podrás cuidar de los demás. El equilibrio empieza por uno mismo. La armonía y la paz no vienen solas, hay que trabajarlas constantemente.

¿Te das cuenta de que la moral social la hemos creado nosotros mismos? No existe mandato divino acerca de cómo debemos comportarnos. Yo, tú, nosotros... nos hemos marcado reglas, creencias y mitos, pero en el fondo no comprobamos si son reales o no, sino que los tomamos como verdades absolutas. Defendemos con tal pasión esas reglas y esos comportamientos ficticios que acabamos por creer que es necesario cumplirlos si queremos ser sociales y aceptados por la comunidad.

No gastemos energía tomándonos tan en serio algo que podría no ser real. Si tienes la fuerza de convertir tus miedos en una realidad, puedes también hacerlos irreales o, mejor aún, adaptarlos a tu nuevo estado vital. Puedes hacer lo que quieras para ser feliz. Y sin pedir permiso a nadie.

Cuando el miedo se pone la máscara de la moralidad está coartando tu libertad de amarte. Cuando el miedo al qué dirán te envuelve, piensas que es incorrecto tener libertad para hacer lo que quieras y ser feliz. Pero abre los ojos: es una creencia limitante que no debes permitir que te invada.

¡Espabila!

Te lo está diciendo el espejo. Mírate en él, observa tu esencia y sacúdela para que despierte. Tú tienes derecho a ser feliz. Las personas que se resisten a aceptar tus cambios se están resistiendo ante el hecho de permitir que vivas.

¡No te estoy diciendo que robes un banco o que te pongas a andar en pelotas por medio de la calle! Mira tu vida como una suma de momentos que puedes adaptar a tu equilibrio emocional, siempre y cuando respetes los límites de los demás.

Voy a ponerte un ejemplo: el día de mi boda me hizo feliz llevar zapatillas de deporte y camiseta. Sé que esto no forma parte de las normas sociales, pero a mí me apetecía. Con esta decisión tan personal no hice daño a nadie, y mucho menos a mi marido; yo tengo libertad de ir vestida como quiera a mi boda, y él también. No importa lo que las personas o mi pareja piensen, sus creencias son suyas. Nadie puede opinar sobre tu felicidad. Si no tienes esto claro, todo lo demás resulta confuso.

Es importante diferenciar cuándo somos responsables de nuestros actos y cuándo otros quieren hacernos sentirnos culpables de los suyos propios. A esa culpabilidad le acompaña siempre la famosa frase que yo he oído y sufrido a menudo: «Eres una egoísta». Creedme, solo con escribirla se me revuelven las tripas:

«¡Eres una egoísta!».

Suena como una bomba en mi cerebro porque la he oído en momentos muy importantes de mi vida; por ejemplo, al final de un camino personal tan fundamental como fue la subida a mi Everest personal. Sí. Ese viaje vital me cambió radicalmente porque me ayudó a construir mi ciudad vital, al tiempo que levantaba muros y marcaba límites que mantendrían a raya los reproches injustos de las personas que se empeñaban en hacer tambalear mis cimientos.

«Eres una egoísta». La frase tiene un matiz más dañino con el artículo indefinido en femenino. «Eres egoísta», así tal cual, podría referirse también a un hombre. ¡Anda que no hay hombres egoístas! Pero cuando a una mujer le dicen: «Eres una egoísta», queda clara la carga emocional de culpabilidad con la que se dispara la frase. De una mujer se espera que sea dócil, generosa, entregada, maternal, sacrificada, siempre la última en la cola de las necesidades. Primero ellos... y la última yo.

¡Ni hablar de ser la última! ¿Qué queda de lo que aprendimos en la escuela? Don Demetrio fue muy claro: Primero *yo*, y luego los demás. Cuando quieres tu felicidad y luchas por ella, no eres una egoísta. Tu esencia es tuya, tuyos son tu autoestima, el cuidado de ti misma y el amor hacia ti. Todo es para ti y estás en tu derecho de tenerlo. Aliméntate de tus fortalezas, porque solo así tendrás la capacidad de compartirlas. No debes regalar tu fuerza a nadie. No regales tu amor, más bien enseña cómo se debe amar.

Tú sabes lo que necesitas y lo quieres. Esto no te convierte en una persona egoísta, sino en el centro de tu universo porque tienes derecho a que así sea. A veces te sientes sola y te asfixias con el sentimiento de culpa que te genera el dejar atrás a otras personas. Pero recuerda la zona de la muerte. Si te detienes para ayudar a otros a seguir adelante, morirás tú también.

¿Qué ocurre cuando alguien depende de ti?

Si la vida te ha dado un acompañante vital que no puede caminar por sí mismo, debes ayudarle. Pero esto no significa que lo lleves a cuestas, así te arriesgas a romperte la espalda. Si eso ocurre, renuncias también a tu propia vida. Tienes la posibilidad de utilizar cualquier vehículo para que esa persona que no puede moverse efectúe el viaje contigo, no es necesario que te rompas la espalda. Con la espalda rota, serás de poca utilidad. No lleves la carga sola, tus fuerzas son tuyas y las has fortalecido para ti. Compartirlas conlleva un riesgo: su efecto disminuye. No me estoy refiriendo solo a la fuerza física, si no a la emocional. Esa que... casi nunca se ve. Y por eso a veces se le presta poca atención.

Es importante que recuerdes esto: si no estás en amor y equilibrio contigo, no serás un buen soporte para la persona que te necesite. El hecho de admitir que eres humana, que estás cabreada porque es una situación injusta e insoportable la que estás sufriendo, es un sentimiento normal en el camino hacia tu amor. Cuando entiendes tu situación y la aceptas como la oportunidad de crecer y dar amor, entonces podrás cuidar con todas tus fuerzas. Pero si no te valoras, verás a la persona que te acompaña como una carga. Esta situación generará en ti sentimientos de desprecio, rechazo, odio, en primer lugar, hacia ti; y después, hacia quien está a tu cuidado.

Confía en tu propia cuidadora, decide amarte, escucharte, perdonarte, admirarte. Porque esto no es egoísmo. Atender a tus necesidades es amor propio. Te perteneces por derecho propio. Las personas que nos rodean deberían romper sus cadenas y conseguir llegar a la cima por su propio esfuerzo. De lo contrario, van a generar resistencia e inmovilidad durante el ascenso.

Superar la zona de la muerte es un reto que nos corresponde a cada individuo. Ayudar a los demás aquí no es posible. Si tú has superado esa zona tan peligrosa ya tienes herramientas para ver tu poder de una manera clara. Sabes detectar tus temores y anularlos para que tus sentimientos no sean limitantes. Estableces límites y te comprometes con tu felicidad. Ahora te toca ser sabia y utilizar tu fuerza con eficacia. Ser consciente de tu esencia te llena de una energía y fortaleza infinitas.

Este camino que hemos recorrido juntas te ha colmado de poder porque has aprendido a escucharte. A partir de ahora siente la libertad de usar ese poder… y úsalo bien.

Cuando hayas alcanzado la cima correrás el peligro de sentirte superior. Tendrás definido el trayecto de tu viaje vital, y eso no te hará mejor que las personas que no lo hayan conseguido. Todos somos viajeros, aprendemos de los rezagados en el camino y nos inspiramos en los que nos llevan ventaja para seguir subiendo. Mientras subes eres maestra y guía, y, a la vez, aprendiz y observadora. Aprendes de tu entorno, creces gracias a él. De este modo, les concedes un lugar de respeto en tu vida.

Has llegado donde pocos han estado, donde pocos sobreviven. Ahora es el momento de ser humilde y de no pisar los cadáveres que veas en el camino. Ellos son una guía para que sepas por dónde puedes ir, pero sobre todo por dónde no debes ir. Ellos están ahí, siempre visibles. Sus hazañas ahora son las tuyas, gracias a sus errores tú vas a poder escalar por una mejor ruta. No sientas pena por ellos, sino admiración, porque han contribuido a tu supervivencia.

En este instante te das cuenta de que todo este tiempo has sido tu propia maestra, eso te colma de felicidad. A partir de ahora tu transformación será constante, tu paso firme. Te guían la observación y la aceptación.

Recuerda ser en vez de anhelar

Ahora que reinas en tu ciudad vital, tienes el dominio de tu vida, pero, al mismo tiempo, eres consciente de que no controlas nada. Gracias a tus nuevos poderes, sabes que no controlas el mundo que te rodea. Más bien eres testigo de lo que sucede a tu alrededor. Tu satisfacción vital es estar en el presente y en la aceptación del ahora en vez de tener expectativas. Si vives para recibir algo a cambio, corres el riesgo de sumirte en la desesperación, puesto que no sabes cómo van a responder los demás.

Ves la cima, pero aún te queda camino por recorrer. Todavía te aguardan tempestades que te nublarán el sendero. Sientes que tus pulmones no dan más de sí. Quieres volver a casa, donde estarás calentita y a salvo. Sin embargo, si te vuelves atrás ahora, no podrás ver el camino realizado. Por miedo a desfallecer, no podrás ver cómo has vivido.

Cuando esperas algo de alguien y la persona no responde como tú quieres, automáticamente activas la tecla del *juicio*. La maldita costumbre de juzgar a los demás… Está en nuestra naturaleza, más vale que seamos conscientes de ello. Solo así evitaremos caer en este terrible defecto, que no es otro que el impulso de buscar en los demás el reflejo de nuestra propia debilidad.

Si juzgas a los demás, si dejas que te juzguen..., te estás juzgando a ti.

Puede suceder que tus seres queridos no comprendan el cambio interior que has experimentado después del ascenso a tu Everest y que no vean tu *yo* real, y eso les haga reaccionar con una muestra de rechazo. Tendrás que ser tú quien les ayude a aceptar el cambio. Con amor y comprensión, tendrás que colaborar para que se convierta en parte del aprendizaje por el que deben pasar las personas de tu entorno. Porque el cambio lo has experimentado tú, no ellos. Así que no lo tomes como una agresión hacia ti, sino como un «no lo entiendo». En el fondo, lo que está pasando es que tu gente está hablando de ellos, de su miedo a que no les necesites a partir de ahora. Temen perderte.

Si reaccionas con enfado ante su incomprensión o generas animadversión en respuesta a sus comentarios, corres el riesgo de hundirte en la pena. Pero si respondes con amor y perdón, neutralizarás el veneno de la manipulación. Recuerda que la resistencia crea sufrimiento.

El dolor no va a desaparecer de tu vida, siempre queda algo del dolor que hemos padecido. Sin embargo, mostrando agradecimiento y comprensión ese mismo dolor puede convertirse en crecimiento y equilibrio.

Al mirar a tu entorno y observarlo desde el yoísmo como centro que eres de tu universo, no sentirás egoísmo.

Más bien lo contrario, será una demostración de amor verdadero hacia las personas que más quieres. Ya estás preparada para cruzar esta zona de la muerte, que no es otra sino la culpa de sentirte egoísta por amarte.

Cuando has cruzado esa zona tan vital en tu subida al Everest, estás a punto de saborear lo más importante de tu vida: amor puro a cambio de nada. Y si alguien, en nombre del amor, te pide algo a cambio..., no te ofrece verdadero amor.

A partir de ahora puedes abrazar a tu entorno, mirarlos por primera vez a los ojos y escucharlos con atención. Son personas como tú. Ahora no son *ellos*, somos *nosotros*. Todos juntos tenemos un camino que recorrer. La capacidad de perdonar cuando nos juzgan nos convierte en personas fuertes, generosas y valientes.

No vas a quitarle a nadie lo que es suyo, vas a proteger lo que tú has construido en este viaje vital. Tienes derecho a defender tu autoestima, tu voz, tu cuerpo..., tu espíritu.

Estás en el momento de encumbrar tu Everest personal. Aún te queda camino, pero ahora la diferencia está en que ves con claridad la ruta que debes seguir. No hay nubes de tormenta que te impidan llegar a la cima.

Este capítulo de tu vida marca el sellado de tu conciencia. Si no lo haces adecuadamente te puedes desmoronar, esta etapa es muy importante. Tus conocimientos, tu voz, tu alma, tu amor... están todos concentrados en tu ser. Te pertenecen.

No eres egoísta porque quieras verte bien, cuidarte y atenderte. Si dejas a un lado los constantes reclamos de tu entorno, ya sean tus padres, tus hijos, tu pareja o tus amigos, y centras tu energía en escuchar tu voz, verás que, al permitirte *ser*, recibirás agradecimiento. Te reconocerán en tu nuevo ser. Y esto será así porque antes te has reconocido tú. No tengas miedo a que te llamen egoísta.

Si ser egoísta es...
tener seguridad en ti misma,
dejar de tener miedo,
merecer las cosas buenas de la vida,
felicitarte por tus cualidades,
no necesitar la aprobación de los demás...
¡Sé una egoísta en toda regla!

13

HAZ LO QUE TE SALGA DEL...

Cunnus

Este capítulo final podría ser simple y sencillo. Una conclusión a modo de adorno, la guinda del pastel como resumen de los capítulos anteriores. Algo así como: «Vamos a ir recogiendo, señores, que esto se está acabando».

¡Pues no va a ser así! No vamos a recoger nada, aquí queda hablar de lo más importante…, nos queda hablar del CUNNUS. Y lo escribo con mayúscula porque es el gran protagonista. *Cunnus* en latín. Coño en español. Vamos a llamarlo por su nombre. Varios nombres tenemos para la vulva: vagina, higo, parrús, coño… Entiendo que a alguien le parezca vulgar esta palabra. A mí no me lo parece. Todo lo contrario: es símbolo de independencia, de libertad y de aceptación. Cada cual puede darle el significado que quiera. Porque con su coño una hace lo que quiere.

Este capítulo va de hechos. Habías empezado subiendo

el Everest. Con tacones, que representaban la enorme dificultad del ascenso. Tras superar los primeros miedos con la absoluta convicción de que llegarías a la cima, por fin has encumbrado, y esto te da un poder inmenso, tanto, que puedes hacer lo que te plazca y dar el significado que quieras a las palabras que te permitan ser feliz. ¡Puedes hacer lo que te salga del *cunnus*!

La vagina es algo natural que tenemos todas las mujeres, como pene tienen los hombres. No sé por qué hay tanto remilgo para llamarlo por su nombre. Coño. Ya está. No vamos a andar con rodeos para hablar de lo que en este capítulo es lo más importante. Tu coño es tuyo, con él puedes hacer lo que te dé la gana. Sin pedir permiso a nadie. Es la llave de tu feminidad, la puerta de entrada a la ciudad que has construido con tanto esfuerzo y a la que solamente podrá acceder quien tú decidas. Más allá de su visión biológica, el coño trae consigo una larga historia con enorme carga social porque se le han agregado miedos, deseos, prejuicios. Y no solamente carga social, sino también moral y religiosa. Siempre se nos ha juzgado a las mujeres por el uso que hacemos de nuestro sexo y de lo que ello representa ante la moralidad pública.

Sin embargo, después de haber llegado a la cima de la montaña más alta y hermosa del planeta nos hemos ganado el derecho a poner en su sitio cada una de esas creencias. Creencias absurdas, obsoletas y paralizantes. Hasta ahora pesaban, eran una carga para mi espalda y para mi espíritu. No me dejaban avanzar, me tenían inmovilizada. Pero ya no. Ya no acepto prejuicios ni sucumbo al miedo. Soy consciente de todo mi ser, desde la cabeza hasta mis pies. Y en el centro... está el coño. Es mi universo.

Hace dos mil años en Roma, el *cunnus* no solo estaba ligado al sexo, sino también al poder. Como yo puedo escribir lo que quiera porque he llegado a la cima de mi viaje vital, he decidido ser consciente de mi *cunnus*; es decir, ser consciente de mi poder no para manipular ni someter a otros, sino para entender cuál es mi esencia y decir a todos aquellos que me rodean que puedo hacer lo que *yo* quiera. El conocimiento de mi esencia como mujer me da el poder de valorarme por encima de los deseos de los demás.

Sé que mi *todo* como mujer es perfecto en su imperfección. Pero eso no me importa ni me afecta, las definiciones ya no marcan mi vida. Ni tampoco deben marcar la tuya. La simbiosis que has creado entre tu cuerpo, tu voz y tu espíritu es lo que te hace magnífica. Llámalo como quieras: *logia de la vagina, aquelarre, yoísmo*. Lo único que importa es que has desarrollado un amor grandioso que te llena de bondad, de humildad y de compasión. Ahora puedes pensar en ti respetando a tu entorno, pues no estás invadiendo el terreno de nadie. Cuando hables de ti y pienses en ti, estarás disfrutando de la sensación de estar amando a los demás porque al final de este viaje te has reconocido en tu esencia.

«Conócete a ti misma» es un viejo lema que conviene tener presente en nuestro día a día.

«Haz lo que quieras con tu vida..., pero hazlo», es lo que me digo todos los días al despertarme. Eso sí, recuerda ser coherente. Abraza las consecuencias de tus decisiones. No cedas ni retrocedas. Si haces ver que tus pinzas son más pequeñas ante el invasor que se acerque a ti con pinzas más grandes, caerás de nuevo al abismo. No cedas ante el victimismo, o correrás el peligro de ser arrastrada por la *culpa*, por el *desprecio*, por la *ansiedad* y por la *rabia*. Todas estas palabras ya no pintan nada en estas páginas, y mucho menos en tu vida.

No hay palabras mal dichas, sino voces malinterpretadas. Extrapola esta frase a tu personalidad. Tu forma de comportarte o de reaccionar ante una situación, sea cual sea, no es incorrecta. Tú eres dueña de tus actos. La interpretación que tenga tu entorno de tu forma de ser no puedes cambiarla. Es la que es porque así es como ellos te ven. Pero es una visión irreal, y ya no te apetece explicarles que están equivocados. Te ha costado demasiado esfuerzo llegar adonde estás como para perder el tiempo en aclaraciones a quien no quiera escucharlas. Tú eres la única persona capaz de asimilar tu nueva realidad; la manera en que la vivas será perfecta porque es tuya en todo su conocimiento y aprendizaje. Has crecido. No hay vuelta atrás.

Aquí es donde me encuentro. Desde la cima de mi Everest personal, me descalzo para sentir los dedos masajeándome los pies. Con satisfacción y plenitud miro hacia abajo para contemplar lo que fue el inicio de esta travesía. Rememoro cada etapa y veo lo que he aprendido en todas ellas. ¡Qué liberada me siento al verme aquí arriba! Como el famoso gurú Rimpoche..., dentro de mi armonía vital puedo hacer lo que me plazca con mi vida. Esta sensación es tan extraordinaria que me resulta imposible describirla con palabras. Pero sé que tú lo entiendes.

Puedo deconstruir mi vida las veces que yo quiera, así como cuestionar libremente el futuro que otros determinaron por mí y asimilarlo y aceptarlo, o rechazarlo. No siento odio ni rencor por ello. Y tú seguro que tampoco lo sientes. Puedes poner tu vida patas arriba, demoler tus miedos y ser arquitecto de los cimientos del amor. Ya eres sincera contigo, eres la capitana de tu viaje. Haz la travesía cuantas veces quieras, nadie te va a detener.

Ya no mantienes la boca cerrada, te aceptas como eres. Te has liberado de esa herencia de complejos que ahora no te afectan ni te hacen daño. No tienes por qué aceptar lo que dice tu entorno sobre tu físico o tu carácter... Aquello de «tienes carácter, es difícil tratar contigo» no disminuye tu autoestima. Sabes perfectamente quién eres y de lo que eres capaz. Ya nadie dictamina en qué casilla de personalidad debes desarrollarte. Puedes romper moldes. Eres tú la única que tiene derecho a verte. Por ser quién eres, puedes ser quién quieras ser.

Tu carácter habla de ti, puedes expresarlo en cualquier idioma y con el tono de voz que quieras. No aguantas a nadie, ni nadie te tiene que aguantar. Ahora posees la libertad de elegir, siempre desde tu exaltación como persona. A nadie le concedes el poder de manipularte. Optas por aceptar y crecer, en vez de tolerar. Eres una guerrera y tus hazañas son verdaderas y meritorias. No volverás a situarte en un segundo plano para que otros destaquen. Eres extraordinaria por escuchar tu voz y seguirla, de modo que no te detengas.

Tu cuerpo es tuyo y es hermoso. Te miras en el espejo y te reconoces. Sabes más sobre ti que los demás, y con esa información haces lo que deseas. Eres la protagonista de tu vida. Actúas para ti, y los aplausos que necesitas son los tuyos. Has roto ataduras. Atrévete a realizar tu propio camino. No hay camino fácil, pero eso ya lo sabes. Habrá cascadas de hielo, abismo, zonas de muerte, cadáveres aquí y allá…, tómalos como guía, con respeto, pero sin vacilación ni miedo.

Yo *vivo* en vez de existir, sé cuál es mi presencia en este mundo y puedo dejar mi huella en él. He encontrado mi singularidad, como tú has encontrado la tuya. Vuélvete loca si te apetece, sé una desquiciada vivencial. Que te llamen loca no te afecta de ningún modo. La vergüenza ha dejado de manejar nuestras vidas, la humillación se ha desvanecido. Puedes decir lo que piensas porque te sabes fuerte dentro de tu vulnerabilidad. Tu entorno ya no te coarta, sabes cómo te sientes y no tienes miedo. Tu madurez emocional te permite ser adulta o ser niña cuando desees. Disfrutas de tus vivencias como te dé la gana y eres dueña de tu autodeterminación. No necesitas permiso. Tu madre lo ha entendido, y por eso el amor ha crecido entre ambas.

Ahora mi madre es mi guía, mi maestra. Decido qué relación tengo con ella en mi día a día. La pena y el sentimiento de culpa han desaparecido y han dado paso a una relación de igualdad como adultas que somos. Mi agradecimiento hacia la persona que me trajo al mundo es verla como lo que es, un alma iluminada para inspirarme, no mediante exigencias y manipulación, sino a través de la aceptación y el respeto. Tengo libre albedrío para renacer con ella e incrementar el amor entre nosotras.

Madre, te quiero. Y por eso te digo *no*.

Tu boicoteadora tiene nombre, está identificada y sabes qué cosas la activan, así que eres consciente de que tienes el mando de tu vida. Puedes elegir ponerla en silencio, y si quieres escucharla alguna vez para aprender de ella, tienes libertad de hacerlo. Si deseas conocerla para valorar sus cualidades o asimilarlas como tuyas, estás en tu derecho. Haz lo que decidas siempre con el claro objetivo de ser feliz.

Ahora puedes reivindicar las preposiciones que te rodean. Tomar esa preposición *de* y saber que gracias a tu aprendizaje significa que tienes posesión de ti misma. Vives *para* ti y estás aquí *por* ti.

Tienes el poder de ser quién quieres ser. Ya no llevas la máscara de la valoración de los demás. Sabes de dónde vienes y puedes ir adónde quieras y volar tan alto como quieras. Adoras tu singularidad porque sabes que te hace única.

Estás enamorada de ti. Sabes caminar sola. La soledad no es un temor que tenga cabida en tu vida, es un anhelo. Gracias a ella, finalmente ves que siempre has estado acompañada. Tu amor propio no tiene límites, y ahora reivindicas a la pareja como un acompañante, la persona esencial que siempre te aporta, cerca o lejos. Ya no compras bolsos, sino que intercambias experiencias. Te encanta ver un Birkin en el escaparate, pero no es imprescindible en tu vida.

Sabes que puedes hacer lo que quieres, tus anhelos no son exigencias que se puedan transformar en manipulación. Aceptas a tu entorno y aprendes de él en vez de controlarlo. Te encanta tu soledad y por eso convives tan bien con otras personas.

Estás en la cima de tu autoconocimiento como individuo y desde allí observas cómo has evolucionado. Has sorteado las grietas en el glaciar de la culpabilidad de camino a tu ascenso. Ya no sientes frío ni cansancio, en este momento tu oxígeno te revitaliza y da calor.

Disfrutas del silencio absoluto que reina arriba, por encima de todo. Observas los cumulonimbos desde lo alto y te sientes cual diosa del Olimpo. Sabes que allí abajo hay tormenta, lo sabes bien, pero en tu estado personal e íntimo de encumbramiento no percibes el drama, ni las angustias ni los relámpagos. Ya no van contigo. No te afectan.

Has alcanzado la plenitud, aunque a este momento de indescriptible intensidad le va a suceder un ligero escalofrío de intranquilidad…

Toca bajar. Para poder vivir, hay que descender de las alturas.

BAJANDO EL EVEREST... SIN CADENAS

He iniciado mi descenso y voy sin cadenas. A partir de ahora la travesía será difícil; la estoy haciendo sin el lastre de mi mochila emocional. Cuidado, llevo inercia y no pido permiso para pasar. La bajada es muy pronunciada, te lo advierto. Te estoy informando: lo voy a hacer. Luego no digas que te pilló por sorpresa. Al bajar no me detengo para ver los cadáveres congelados de quienes se quedaron sentados invadidos por el miedo a la espera de que se calmase la tempestad.

No puedo rescatar a nadie, no están vivos. Están momificados; la falta de oxígeno en ese entorno ha hecho que los cuerpos se mimeticen en la montaña. Ahora forman parte de ella y del aprendizaje vital de mi viaje. En el Everest, un cadáver se vuelve cuatro veces más pesado, es casi imposible moverlo. Si intentas arrastrar a alguien a esta altura puedes morir. Recuérdalo: puedes morir. Y nadie vendrá a por ti.

Me impulsa mi voz interior. Voy a paso lento y firme. La tormenta ha creado capas de hielo con la apariencia de reproches que se me clavan en la piel como alfileres. Quieren que me pare para dar explicaciones. Pero no he hecho este viaje en vano. Las opiniones y los temores de los demás ya no marcan mi camino. Puedo hacer lo que quiera. Decido vivir. Mi decisión es inapelable.

Las dudas seguirán ahí acechando de vez en cuando, lo sé. Se resistirán, no querrán abandonar el lugar que una vez conquistaron. Pero las mantendré a raya. No entrarán en mi ciudad vital.

Quizá pienses que no vas a conseguir ser independiente en tus actos cotidianos. Dudarás, y eso es normal. Pero recuerda que cuando tantas personas dependen de ti, pierdes gran parte de la energía necesaria para acoplarte a cada uno de sus deseos. No puedes agradar a todos cada día y en todo lo que haces. Es imposible. Es mucho más fácil que tu entorno se enriquezca con tu poder y aprenda a protegerse porque permites que compartan contigo tus conocimientos. Cuando pides algo con un amor bondadoso, puedes satisfacer tus necesidades sin sentirte culpable. Es maravilloso saber que, siendo como eres, no haces daño a nadie. Ya has subido tu Everest, con o sin tacones. Lo has hecho a tu modo y con plena libertad.

Este libro pretende ser el oxígeno que necesitas para subir a esa cima que eres tú. Tu Everest es tu autoconocimiento, por eso al principio te deja sin aire, te desorienta y te ciega. Pero luego ya no necesitas al sherpa, has ido soltando lastre a lo largo del ascenso. Eres libre, has llegado a la cima y has renacido. La ligereza de tus pensamientos aclara tu corazón y fortalece tu voz interior. Puedes ver tus luces y sombras. Las alegrías y los sufrimientos vitales los aceptas como son. Ahora tienes la voluntad de hacer lo que te plazca.

Cuando te encuentras al nivel del mar te das cuenta de que la hipoxia que has padecido en las alturas ha aumentado el oxígeno de tu cuerpo, has desarrollado fortaleza y adaptación a tu entorno, la fatiga ha desaparecido. Tienes la capacidad de recuperar tu tejido dañado y reparar tus cicatrices.

¡Has escalado un ochomil! Ya puedes escalar todos los que quieras. Emprender viajes en solitario es ahora una aventura que buscas con anhelo. No existe el sentimiento de culpa. Eres invencible, tu centro de equilibrio está desarrollado y puedes caminar sobre cualquier superficie, incluso descalza. No hay quien te detenga.

Descubrirás que la fuerza con que desciendes el Everest no es solo por la inercia. La razón es muy distinta.

Bajas con paso ligero porque llevas una mochila llena de seguridad y autoestima. Ahora la mochila la llevas tú, no el sherpa. En la subida la mochila estaba llena de miedos. En la bajada no hay ninguno. Ahora sabes lo que es el AMOR con mayúsculas. El amor hacia ti que nunca debiste haber descuidado. No lleves la mochila de los demás. Además de injusto, es inútil y agotador. Los miedos ajenos te impedirán disfrutar del viaje al que tienes derecho. No renuncies a él.

Haz lo que te salga del...

BIBLIOGRAFÍA

Deseo dejar aquí constancia de los libros que me han inspirado para dar forma a pensamientos, sensaciones y emociones a lo largo de estas páginas.

Asociación Círculo de Orellana, *Españolas por descubrir*, Libros.com, Madrid, 2021.

Bono, Edward de, *Seis pares de zapatos para la acción. Una solución para cada problema y un enfoque para cada solución*, trad. Maricel Ford, Paidós, Barcelona, 1992.

—, *Manual de sabiduría. Nuevas técnicas para agilizar la mente y potenciar la creatividad*, trad. Alicia Sánchez, Paidós, Barcelona, 1998.

Campbell, Joseph, *El héroe de las mil caras*, trad. Carlos Jiménez Arribas, Atalanta, Girona, 2020.

D'ors, Pablo, *Biografía del silencio*, Galaxia Gutenberg, Barcelona, 2019.

Delacourt, Grégoire, *La lista de mis deseos*, trad. Teresa Clavel, EmBolsillo, Madrid, 2014.

GLADWELL, M., *Fuera de serie*, trad. Pedro Cifuentes, De-Bolsillo, Barcelona, 2009.

GORDIMER, Nadine, *Un capricho de la naturaleza*, trad. M. J. Rodellar, Versal, Barcelona, 1988.

HARARI, Yuval Noah, *Sapiens. De animales a dioses*, trad. Joandomènec Ros i Aragonès, Debate, Barcelona, 2014.

HOFFMANN, E. T. A., *Cuentos* (selección), Cátedra, Madrid, 2014.

IGNATIEF, M., *En busca de consuelo. Vivir con esperanza en tiempos oscuros*, trad. Jordi Ainaud i Escudero, Taurus, Barcelona, 2023.

KINGSLEY, Mary, *Viajes por el África occidental*, trad. J. L. Moreno Ruiz, Círculo de Lectores, Barcelona, 2001.

KRAKAUER, Jon, *La maldita obsesión de subir montañas*, trad. J. P. Campos Gómez, GeoPlaneta, Barcelona, 2021.

—, *Hacia rutas salvajes*, trad. Albert Freixa, Ediciones B, Barcelona, 1996.

—, *Mal de altura. La gran tragedia del Everest*, trad. Luis Morillo Fort, Desnivel, Madrid, 2019.

MARCO AURELIO, *Meditaciones*, trad. David Hernández de la Fuente, Arpa Ediciones, Barcelona, 2023.

MAY, Rollo, *La necesidad del mito. La influencia de los modelos culturales en el mundo contemporáneo*, Paidós, Madrid, 1992.

NIETZSCHE, Friedrich, *Más allá del bien y del mal. Aurora*, trad. Andrés Sánchez Pascual, Alianza Editorial, Madrid, 2012.

—, *Humano, demasiado humano. El Anticristo. Ecce*

Homo, trad. Marco Parmeggaini Rueda, Tecnos, Madrid, 2019.

PETERSON, Jordan B., *12 reglas para la vida. Un antídoto al caos*, trad. J. Ruiz Herrera, Planeta, Barcelona, 2018.

PIZAN, Christine de, *La ciudad de las damas*, trad. M. J. Lemarchand, Siruela, Madrid, 1995.

PUNSET, Elsa, *Brújula para navegantes emocionales*, Aguilar, Barcelona, 2008.

TWAIN, Mark, *Guía para viajeros inocentes*, trad. S. Carral, Ediciones del Viento, A Coruña, 2016.

VALLEJO, Irene, *El infinito en un junco*, Siruela, Madrid 2019.

ZWEIG, Stefan, *La curación por el espíritu (Mesmer, Mary Baker-Eddy, Freud)*, trad. Joan Fontcuberta, Acantilado, Barcelona, 2006.

—, *Tres maestros (Balzac, Dickens, Dostoievski)*, trad. Joan Fontcuberta, Acantilado, Barcelona, 2011.

—, *Momentos estelares de la humanidad*, trad. Berta Vias Mahou, Acantilado, Barcelona, 2012.

—, *Veinticuatro horas en la vida de una mujer*, trad. María Daniela Landa, Acantilado, Barcelona, 2001.

—, *Amok*, trad. Joan Fontcuberta, Acantilado, Barcelona, 2010.

—, *Confusión de sentimientos*, trad. Joan Fontcuberta, Acantilado, Barcelona, 2014.